요가 **아나토미** 교과서

이 책의 내용은 일반 대중에게 유용한 정보를 제공하기 위한 것입니다. 텍스트, 그래픽 및 이미지를 포함한 모든 자료는 정보 제공에만 목적을 두며, 특정 의학적 상태에 대한 진단이나 조언 또는 치료를 대체하지 않습니다. 운동 프로그램을 시작하기 전에 일반적인 건강 문제나 특정 건강 문제에 대해 전문 의료 서비스를 받고 의사와 상담해야 합니다. 저자와 출판사는 이 책에 있는 특정 효과, 절차, 조언 또는 기타 정보와 요가 수련 중 입는 부상이나 사고에 대해 책임지지 않음을 양해해주시기 바랍니다.

———

사진 조너선 콩클린(Jonathan Conklin Photography, Inc.)
모델 자하바 골디 카르펠(Zahava "Goldie" Karpel)
일러스트레이션 Hector Aiza/3D Labz Animation India
아래 페이지의 일러스트레이션은 Linda Bucklin/Shutterstock의 작업물이다
12, 13, 14, 15, 37, 38, 41, 43, 45, 47, 49, 51, 53, 59, 61, 63, 71, 75, 77, 79, 87, 89, 91, 95, 97, 99, 101, 103, 114, 116, 117, 119, 120, 125, 131, 133, 135, 137, 145, 147, 149, 153

ANATOMY OF YOGA by Dr. Abigail Ellsworth

YOGA ANATOMY BOOK

요가 **아나토미** 교과서

정확한 동작과 호흡, 근육의 움직임을 보여주는 요가 아사나 해부학 도감

애비게일 엘즈워스 지음

이정민 옮김

보누스

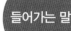

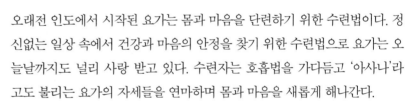

오래전 인도에서 시작된 요가는 몸과 마음을 단련하기 위한 수련법이다. 정신없는 일상 속에서 건강과 마음의 안정을 찾기 위한 수련법으로 요가는 오늘날까지도 널리 사랑 받고 있다. 수련자는 호흡법을 가다듬고 '아사나'라고도 불리는 요가의 자세들을 연마하며 몸과 마음을 새롭게 해나간다.

〈요가 아나토미 교과서〉는 요가 계보마다 두루 사용하는 오십여 가지의 아사나로 구성되어 있다. 단계별 사진과 해부 일러스트로 아사나의 수행법을 쉽게 설명하고 강화되는 근육이 무엇인지 한눈에 알아볼 수 있게 했다. 바른 자세를 잡고, 올바른 운동 부위에 힘을 집중하는 데 도움이 되도록 자세한 조언을 함께 실었다.

호흡법, 웜업과 쿨다운을 비롯한 선 자세, 전굴 자세, 후굴 자세, 앉은 자세와 비틀기 자세, 팔 균형 자세와 역자세의 여섯 부분으로 아사나 동작을 분류하고 마지막에는 앞서 다룬 동작들로 구성된 요가 시퀀스를 난이도별로 소개하였다. 이 책을 계기로 더 넓고 깊은 요가의 매력을 발견하게 되길 바란다.

Dr. 애비게일 엘즈워스

차 례

5   들어가는 말
9   이 책의 활용법

호흡의 기본

12   호흡의 조절
            프라나야마

16   전신 해부도

웜업과 쿨다운

22   편안한 자세
            수카아사나

23   막대 자세
            단다아사나

24   견상 자세
            아도 무카 스바나아사나

25   확장된 강아지 자세
            웃타나 시쇼사나

26   고양이–소 자세
            마르자리아사나 – 비틸라아사나

27   아기 자세
            발라아사나

28   바람 빼기 자세
            아파나아사나

29   송장 자세
            사바아사나

30   *hands on*   웜업과 쿨다운

선 자세

34   산 자세
            타다아사나

36   화환 자세
            말라아사나

38   위로 경배하기 자세
            우르드바 하스타아사나

39   의자 자세
            웃카타아사나

40   나무 자세
            브륵샤아사나

42   독수리 자세
            가루다아사나

44   삼각 자세
            트리코나아사나

46   회전 삼각 자세
            파리브르타 트리코나아사나

48   반달 자세
            아르다 찬드라아사나

50   발 잡고 서기 자세
            웃티타 하스타 파당구쉬타아사나

52   로우 런지 자세
            안자네야아사나

54   하이 런지 자세

56   전사 I 자세
            비라바드라아사나 I

58   전사 II 자세
            비라바드라아사나 II

60   전사 III 자세
            비라바드라아사나 III

62   옆으로 몸을 뻗는 자세
            웃티타 파르스바코나아사나

64   *hands on*   선 자세

전굴 자세

70 강한 옆구리 신장 자세
파르스보타나아사나

72 선 전굴 자세-선 반 전굴 자세
웃타나아사나-아르다 웃타나아사나

74 머리에서 무릎 자세
자누 시르샤아사나

75 앉은 전굴 자세
파스치모타나아사나

76 다리 넓게 벌린 전굴 자세
프라사리타 파도타나아사나

78 다리 넓게 벌리고 앉은 전굴 자세
우파비스타 코나아사나

80 서서 한 다리 들고 전굴 자세
우르드바 프라사리타 에카 파다아사나

82 *hands on* 전굴 자세

후굴 자세

86 위를 향한 개 자세
우르드바 무카 스바나아사나

88 코브라 자세
부장가아사나

90 반 개구리 자세
아르다 베카아사나

92 활 자세
다누라아사나

94 다리 자세
세투 반다아사나

96 위를 향한 활 자세
우르드바 다누라아사나

98 낙타 자세
우스트라아사나

100 물고기 자세
마츠야아사나

102 메뚜기 자세
살라바아사나

104 한 다리 왕 비둘기 자세
에카 파다 라자카포타아사나

106 춤의 신 자세
나타라자아사나

108 *hands on* 후굴 자세

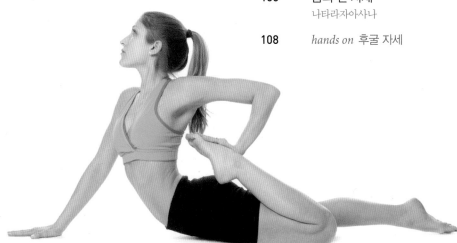

앉은 자세와 비틀기 자세

114 영웅 자세
비라아사나

115 누운 영웅 자세
숩타 비라아사나

116 나비 자세
밧다 코나아사나

117 장작 자세
아그니스탐바아사나

118 소머리 자세
고무카아사나

120 반연꽃 자세
아르다 파드마아사나

121 연꽃 자세
파드마아사나

122 보트 자세
파리푸르나 나바아사나

124 원숭이 자세
하누만아사나

126 바라드바자의 틀기 자세 I
바라드바자아사나 I

128 누워서 비트는 자세

130 머리에서 무릎 회전 자세
파리브르타 자누 시르샤아사나

132 마리치의 자세 III
마리챠아사나 III

134 반 물고기의 왕 자세
아르다 마첸드라아사나

136 회전 의자 자세
파리브르타 웃카타아사나

138 *hands on* 앉은 자세와 비틀기 자세

팔 균형 자세와 역자세

144 위를 향한 플랭크 자세
푸르보타나아사나

146 까마귀 자세
바카아사나

148 옆 까마귀 자세
파르스바 바카아사나

150 플랭크 자세—사지 막대 자세
차투랑가 단다아사나

152 팔각 자세
아스타바크라아사나

154 사이드 플랭크 자세
바시스타아사나

156 쟁기 자세
할라아사나

158 어깨서기 자세
살람바 사르방가아사나

160 돌고래 자세—물구나무 자세
살람바 시르샤아사나

162 *hands on* 팔 균형 자세와 역자세

요가 시퀀스

168 태양 경배 A
170 태양 경배 B
172 초급 시퀀스
174 중급 시퀀스
176 고급 시퀀스

178 근육 명칭 정리
180 찾아보기

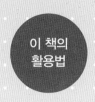

- 요가에는 많은 유파와 해석이 있기 때문에 자세명과 자세를 취하는 방법에 있어 이 책이 절대적인 것은 아님을 밝혀둡니다. 이 책은 요가 수행의 신체적인 측면, 아사나 수행법에 주목하여 자세의 과정과 완성 자세를 사진과 근육 해부도 일러스트로 보여줍니다. 또한 각 자세에서 자극되는 근육을 강화하고 아사나 수행을 달성하는 것에 중점을 두었습니다.

- 요가 자세(아사나) 이름의 산스크리트어는 정확한 발음이 어렵기 때문에 외래어표기법에 따라 표기했습니다. 산스크리트어 자세 이름이 없는 경우에는 산스크리트어 표기를 따로 하지 않았습니다.

- 이 책의 '금지' 설명란에서 밝힌 것처럼 몸이 좋지 않거나 질환이 있는 분들은 의사, 전문 지도자와 상담할 것을 권해 드립니다.

산스크리트어 풀이
자세의 산스크리트어 이름과
그 뜻을 밝혀두었습니다.

근육 들여다보기
자세로 스트레칭되고 강화되는 근육을
알려줍니다. *기호는 깊은 근육을 나타냅니다.

난이도별 자세
초급★☆☆☆☆, 중급★★★☆☆,
중·고급★★★★☆, 고급★★★★★의
네 가지 단계로 자세마다 수준을 나타냈습니다.

다음 근육에 효과가 있다
자세를 통해 중점적으로
단련하는 근육을 알아봅니다.

삼각 자세

트리코나아사나 *Trikonasana* / 수준 ★☆☆☆

굵은 글씨 : 자세로 강화되는 근육
얇은 글씨 : 자세로 스트레칭되는 근육
* 기호는 깊은 근육을 표시합니다.

다음 근육에 효과가 있다
- 중간볼기근
- 넙다리근막긴장근
- 넙다리빗근
- 궁둥구멍근
- 앞정강근
- 배바깥빗근
- 넓은등근

산스크리트어 풀이
- Trikonasana 트리코나아사나
- trikona = 세 각, 삼각형

효과
- 허벅지, 무릎, 발목, 엉덩이(사타구니, 햄스트링, 종아리, 어깨, 가슴, 척추 스트레칭
- 스트레스 완화
- 소화 촉진
- 갱년기 증상 완화
- 등 통증 완화

금지
- 설사
- 두통
- 고혈압 또는 저혈압
- 목 관련 이상

1 산 자세(타다아사나, 34쪽)로 서서 골반, 머리, 가슴을 정렬한다.

2 양발을 어깨보다 조금 더 넓게 벌린다.

3 숨을 들이쉬며, 양팔을 몸통 옆으로 벌려 바닥과 넓게 들고 손바닥은 아래를 향하게 한다.

4 숨을 천천히 내쉬면서, 무릎을 굽히지 않도록 주의하며 발뒤꿈치를 디며 오른발은 오른쪽으로 완전히 돌리고 왼발은 오른쪽으로 약간만 돌린다. 양발의 뒤꿈치가 같은 선상에 있도록 한다.

5 팔을 바닥과 평행하게 유지하면서 상체를 최대한 오른쪽으로 기울인다.

6 상체가 오른쪽으로 갈 수 있는 만큼 갔으면 오른팔을 내려 손을 정강이나 발목 앞에 둔다. 동시에 왼팔을 천장 쪽으로 든다. 뻗은 팔을 지렛대로 사용하여 척추와 상체를 시계 반대 방향으로 부드럽게 비틀되, 척추가 바닥과 평행을 유지하도록 한다.

7 고개를 돌려 왼손 엄지손가락을 응시하고 척추를 조금 더 깊게 비튼다. 자세를 30초에서 1분간 유지한다.

8 숨을 들이쉬며, 발뒤꿈치로 바닥을 강하게 누르고 팔을 위로 힘차게 뻗으며 선 자세로 돌아온다. 발의 방향을 바꾸어 반대쪽으로도 수행한다.

근육 해부도 라벨:
- 넙다리근막긴장근 tensor fasciae latae
- 넓은등근 latissimus dorsi
- 배바깥빗근 obliquus externus abdominis
- 배곧은근 rectus abdominis
- 배가로근 transversus abdominis
- 두덩근 pectineus
- 넙다리곧은근 rectus femoris
- 가쪽넓은근 vastus lateralis
- 긴모음근 adductor longus
- 넙다리빗근 sartorius
- 반힘줄근 semitendinosus
- 두덩정강근 gracilis
- 못갈래근
- 넓은등근
- 척주세움근
- 중간볼기근
- 궁둥구멍근
- 큰볼기근
- 넙다리네모근
- 속폐쇄근
- 바깥폐쇄근
- 큰모음근

주의점
- 골반이 비틀리면 안 된다.

변형 자세
확장된 삼각 자세(웃티타 트리코나아사나)는 삼각 자세와 매우 비슷하다. 다만 다리를 더욱 넓게 벌리고 손은 뻗은 발 바닥에 둔다.

더 높은 난도

바른 자세 코치
- 앞으로 뻗은 다리의 무릎을 단단하게 하고 발, 종아리, 허벅지가 일직선 위에 놓이게 한다.
- 균형을 잡기 어려우면 뒷발 뒤꿈치를 벽에 댄다.

주의점
나쁜 자세를 취하지 않도록
주의 사항을 자세하게 일러줍니다.

변형 자세
해당 자세의 더 쉬운/어려운
변형 자세를 소개합니다.

효과/금지
자세가 신체에 미치는 효과와
수행을 피해야 할 부상·질환 등을 알려줍니다.

바른 자세 코치
올바른 자세를 위한 팁과 함께 몸에
부담을 주지 않고 수행하는 법을 설명합니다.

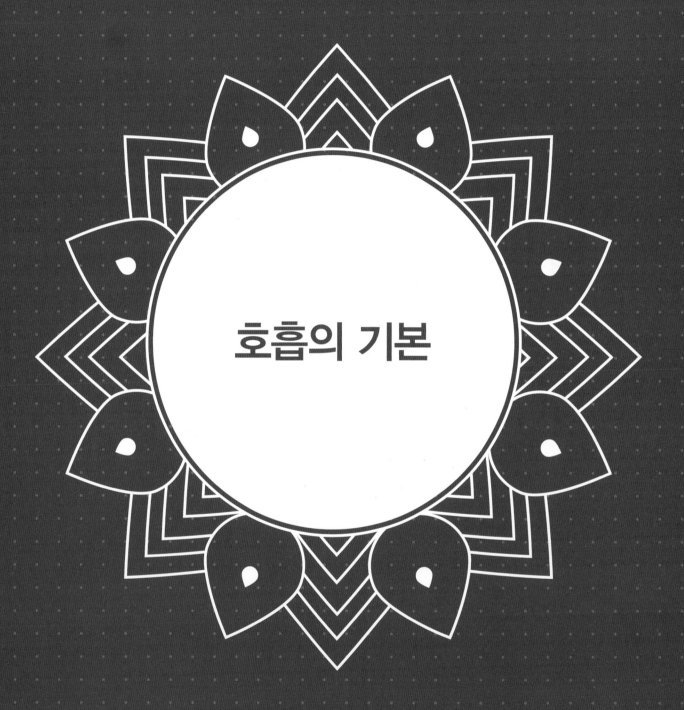

호흡의 기본

요가는 신체적인 수련, 즉 아사나라고 흔히 알려져 있다. 아사나는 몸에 힘과 유연성을 길러주고 신체 통제력을 향상시킨다. 하지만 우리 몸의 뼈, 힘줄, 근육의 구조 아래에는 호흡 기관이 함께 작용하고 있다. 소화 과정이나 세포들의 작용이 일어날 때와 마찬가지로 호흡은 우리 몸으로 영양분을 끌어 들이고 몸 밖으로 폐기물을 내보낸다. 호흡은 몸과 정신을 이어주는 연결 고리이며 호흡의 조절, 즉 프라나야마(Pranayama)는 별도의 연습을 거쳐 아사나와 함께 수행해야 하는 요가 수련의 중요한 과정이다. 호흡의 확장과 정신의 강화는 몸의 스트레칭과 강화와도 직결된다.

YOGA ANATOMY

호흡의 조절

프라나야마 Pranayama

프라나야마를 수행하는 것은 내부의 프라나(생명의 원천) 에너지, 다시 말해 생명의 호흡을 조절하는 것이다. 아파나는 호흡의 제거, 즉 프라나의 반대 작용을 뜻한다. 생명의 호흡을 들이쉬면서 호흡기 깊은 곳까지 독소를 제거 시킨다. 프라나의 움직임을 실행하는 호흡법에는 여러 가지가 있다. 아래에 소개하는 예시는 몸에 활기를 불어넣고 긴장을 풀어주면서 신선한 산소를 폐에 공급하고 정신과 몸을 이어주는 수행법이다.

1. 사마브르티: 동일한 회전

호흡의 불규칙함을 바라보면서 점점 더 느리고 균일한 호흡으로 전환한다. 사마브르티(Samavrtti.동일한 회전)를 달성하기 위해 넷까지 세며 숨을 들이 쉬고 다시 넷까지 세며 숨을 내쉰다. 이 방법은 마음을 진정시키고 균형감 과 안정감을 준다.

2. 우자이: 승리 호흡

우자이(Ujjayi) 호흡은 공기가 좁아진 후두를 통과하면서 내는 소리 때문에 '바다 호흡'이라고도 불린다. 우자이 호흡을 하기 위해서는 사마브르티의 균일한 호흡을 유지하면서 목뒤쪽의 후두덮개를 수축시켜야 한다. 입을 다 물고 목뒤에서 나는 소리를 듣는다. 우자이 호흡은 내부 장기를 정상화하 고, 내부 체온을 높이고 집중력을 향상시키며, 몸과 마음을 진정시킨다.

3. 쿰바카: 호흡의 멈춤

쿰바카(Kumbhaka)는 숨을 참는 수행법이다. 우자이 또는 사마브르티 호흡 에서 시작한다. 네 번 연속 숨을 쉰 후에 넷에서 여덟까지 세면서 숨을 참고 쿰바카를 실시한다. 그런 다음 들이쉰 호흡보다 더 길게 숨을 내쉰다. 처음 에는 쿰바카를 다른 호흡보다 짧게 하지만, 각 쿰바카 사이의 호흡 횟수를 줄여 궁극적으로는 들숨, 날숨, 쿰바카를 한 호흡으로 점점 더 길게 이어갈 수 있도록 한다. 내쉬는 호흡을 점점 길게 하여 들이쉬는 호흡의 두 배가 되 도록 하고 쿰바카는 들숨의 세 배가 되게 한다. 쿰바카 수행법은 횡격막을 강화하고 기력을 회복시키며 호흡기를 정화한다.

산스크리트어 풀이
- Pranayama 프라나야마
- prana = 호흡의 내부 에너지, 삶의 호흡
- pra = 앞에, 호흡에, 삶에
- ayama = 확장, 조정

효과
- 건강과 명료한 정신 회복
- 스트레스 완화
- 정서 및 신체 조절 능력 향상
- 신체 리듬에 대한 인식 증가

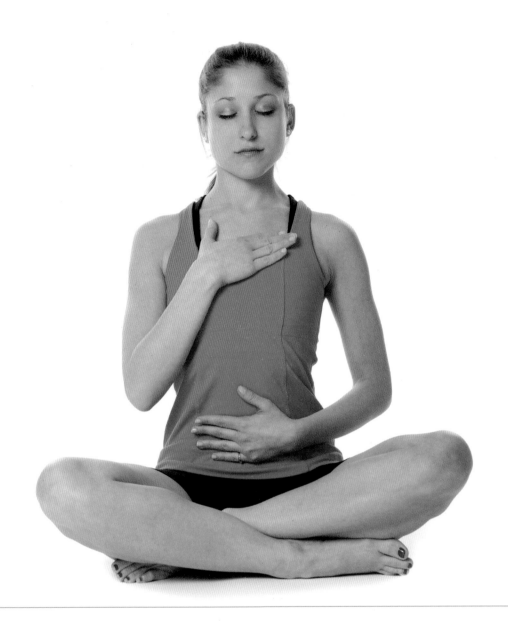

프라나야마 수행의 시작

앉아서 하는 프라나야마를 수행하기 전 호흡에 집중하기 위해 송장 자세(사바아사나, 29쪽)로 눕는다. 숨을 고르게 쉬고, 폐의 모든 부분을 산소로 채우는 데 집중한다. 폐의 아래에서부터 위를 공기로 채운다. 먼저 횡격막을 확장해 복부를 채운다. 그다음 흉곽 안쪽에 있는 폐의 중간 부분을 채운 후, 흉곽이 부풀어 오를 정도로 폐 상단을 채운다. 흉곽의 양쪽이 똑같이 상승해야 한다. 대부분의 사람이 폐의 상단만 공기로 채워서 바닥 부분은 적절한 영양분을 전달받지 못한다. 편안히 앉아서 프라나야마를 수행할 준비가 되었으면 한 손을 가슴에 얹고 다른 한 손은 복부에 둔다. 이 자세는 호흡을 관찰하는 데 도움이 된다. 눈을 감고 척추를 세로로 길게 늘이며 턱은 가슴으로 약간 당긴다. 흉곽과 복부가 팽창하고 수축하는 동안 숨소리에 귀를 기울인다. 호흡의 경로와 리듬, 소리의 질감에 주의를 기울인다.

4. 아눌로마 빌로마: 콧구멍 교대 호흡법

아눌로마 빌로마(Anuloma Viloma)는 좌우의 콧구멍을 따라 있는 에너지 통로, 다시 말해 나디(nadi)를 정화한다. 이를 통해 프라나의 움직임이 활발해진다. 오른쪽 집게손가락과 가운뎃손가락으로 비슈누 무드라(Vishnu Mudra)를 취한다.(순서 1번 사진 참조) 엄지손가락으로 오른쪽 콧방울을 누르고, 입을 다문 채로 왼쪽 콧구멍을 통해 숨을 들이쉰다. 숨이 차오르면 약손가락으로 왼쪽 콧방울을 누르고 숨을 잠시 참는다. 엄지손가락을 들어 오른쪽 콧구멍으로 숨을 내쉰다. 그런 다음, 오른쪽 콧구멍으로 숨을 들이쉬면서 위의 과정을 반복한다. 5회 반복하는 것으로 시작하여 연습을 통해 점차 횟수를 늘려간다. 아눌로마 빌로마는 심장 박동 수를 낮추고 스트레스를 줄여준다.

아즈나 차크라(Ajna chakra. 제3의 눈이라 불리는 여섯 번째 에너지 중심점)를 활성화하려면 집게손가락과 가운뎃손가락을 이마에 둔다. 아즈나 차크라는 정신의 차크라로 알려져 있다. 눈썹 사이의 공간은 에너지 통로의 중심점과 콧구멍을 따라 나 있는 에너지 통로(나디)가 만나는 곳이다. 이러한 손의 위치는 호흡법에서 매우 강력한 효과가 있다.

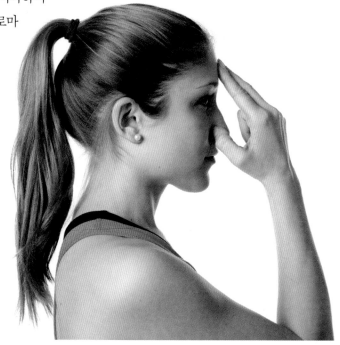

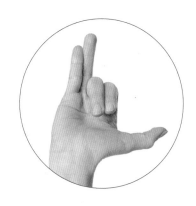

1 비슈누 무드라 손 자세를 취해보자. 집게손가락과 가운뎃손가락을 접고 약손가락과 새끼손가락을 붙여 위로 향하게 한다.

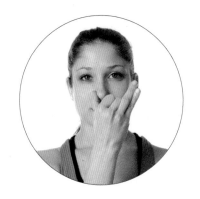

2 비슈누 무드라를 취한 손으로, 엄지손가락을 사용하여 오른쪽 콧구멍을 막고 왼쪽 콧구멍으로 숨을 들이쉰다.

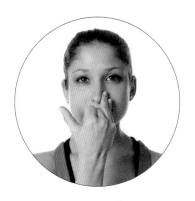

3 약손가락과 엄지손가락을 사용하여 양쪽 콧구멍을 모두 막고 숨을 참은 후, 엄지손가락을 놓아 오른쪽 콧구멍으로 숨을 내쉰다.

5. 카팔라바티: 정뇌 호흡법

카팔라바티(Kapalabhati) 호흡법은 숨을 내쉴 때 복부를 리듬감 있게 펌프질하는 동작을 사용한다. 먼저 배를 느슨하게 풀어놓은 상태에서 횡격막을 공기로 채운다. 그런 다음 빠르고 짧은 숨을 폭발적으로 펌핑하며 내쉬어 복부로부터 공기를 밀어낸다. 들숨은 자연스럽게 이루어지게 한다. 이것이 하나의 순환이다. 처음에는 10순환을 2회 하고, 점차 횟수와 횟수에 들어가는 순환 수를 늘려 20순환을 4회 반복한다. 카팔라바티는 횡격막을 강화하고 에너지를 회복하며, 호흡 기관을 정화한다.

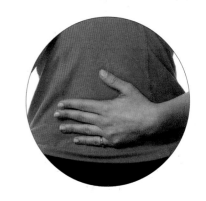

6. 시탈리: 냉각 호흡법

시탈리(Sithali) 호흡법에서는 다른 호흡법과 달리 입을 통해 숨을 들이마신다. 시탈리를 수행하려면 혀의 양쪽을 말아 입 바깥으로 살짝 내민다. 혀의 공간을 통해서 숨을 빨아들인다. 숨을 유지한 채로 입을 닫고 코로 숨을 내쉰다. 5회에서 10회 반복한다. 시탈리는 몸을 식혀주고 편안하게 해준다.

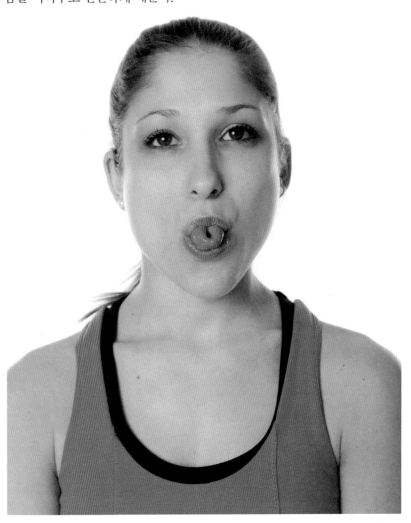

냉각 호흡법(시탈리)은 문자 그대로 몸을 식힌다. 혀를 말고 입으로 숨을 들이쉰다.

전신 해부도

＊기호는 깊은 근육을 표시한다.

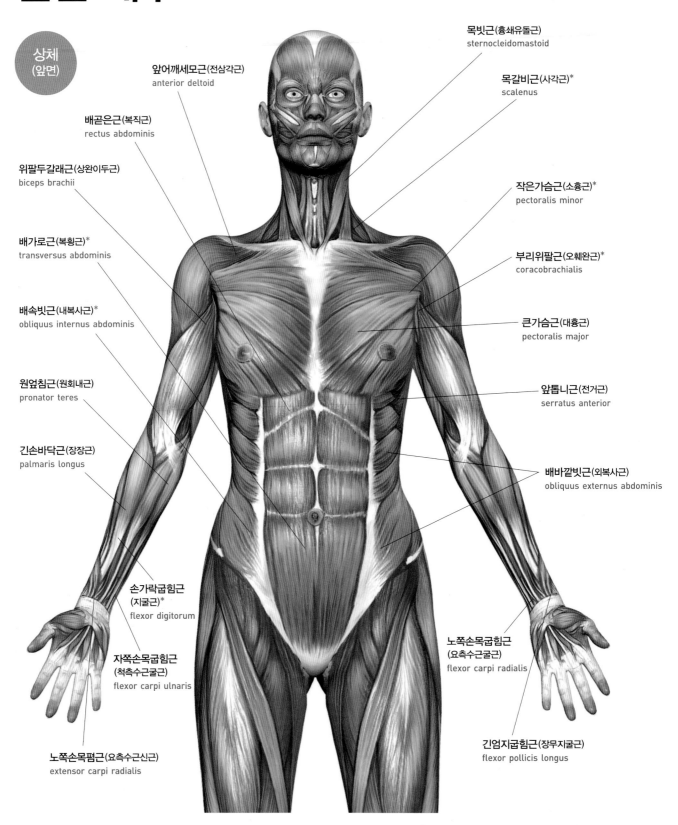

상체
(앞면)

목빗근(흉쇄유돌근)
sternocleidomastoid

앞어깨세모근(전삼각근)
anterior deltoid

목갈비근(사각근)＊
scalenus

배곧은근(복직근)
rectus abdominis

위팔두갈래근(상완이두근)
biceps brachii

작은가슴근(소흉근)＊
pectoralis minor

배가로근(복횡근)＊
transversus abdominis

부리위팔근(오훼완근)＊
coracobrachialis

배속빗근(내복사근)＊
obliquus internus abdominis

큰가슴근(대흉근)
pectoralis major

원엎침근(원회내근)
pronator teres

앞톱니근(전거근)
serratus anterior

긴손바닥근(장장근)
palmaris longus

배바깥빗근(외복사근)
obliquus externus abdominis

손가락굽힘근
(지굴근)＊
flexor digitorum

노쪽손목굽힘근
(요측수근굴근)
flexor carpi radialis

자쪽손목굽힘근
(척측수근굴근)
flexor carpi ulnaris

노쪽손목폄근(요측수근신근)
extensor carpi radialis

긴엄지굽힘근(장무지굴근)
flexor pollicis longus

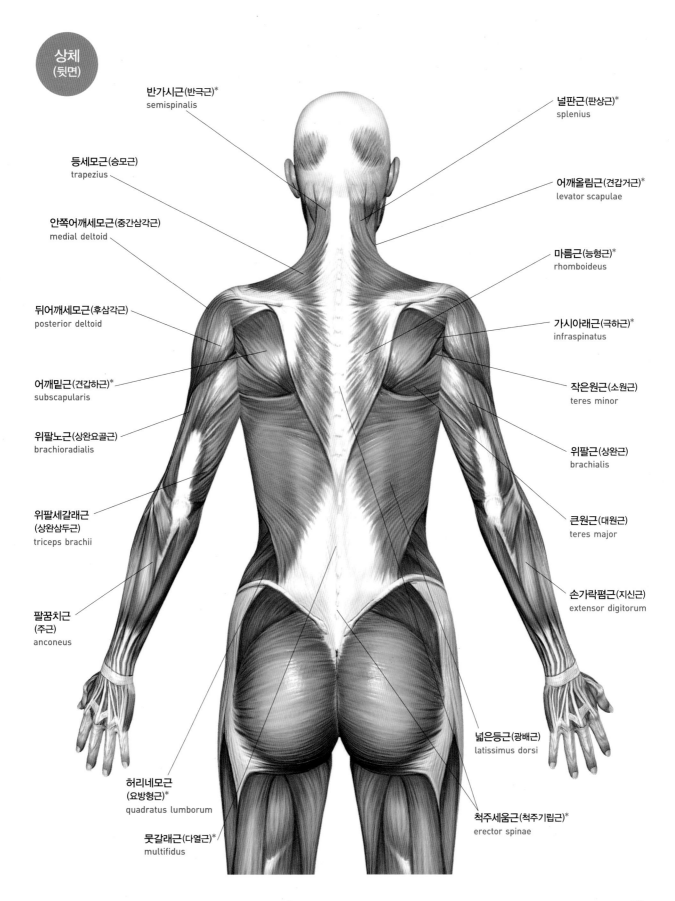

반가시근(반극근)*
semispinalis

널판근(판상근)*
splenius

등세모근(승모근)
trapezius

어깨올림근(견갑거근)*
levator scapulae

안쪽어깨세모근(중간삼각근)
medial deltoid

마름근(능형근)*
rhomboideus

뒤어깨세모근(후삼각근)
posterior deltoid

가시아래근(극하근)*
infraspinatus

어깨밑근(견갑하근)*
subscapularis

작은원근(소원근)
teres minor

위팔노근(상완요골근)
brachioradialis

위팔근(상완근)
brachialis

위팔세갈래근
(상완삼두근)
triceps brachii

큰원근(대원근)
teres major

팔꿈치근
(주근)
anconeus

손가락폄근(지신근)
extensor digitorum

넓은등근(광배근)
latissimus dorsi

허리네모근
(요방형근)*
quadratus lumborum

척주세움근(척주기립근)*
erector spinae

뭇갈래근(다열근)*
multifidus

17

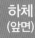

＊기호는 깊은 근육을 표시한다.

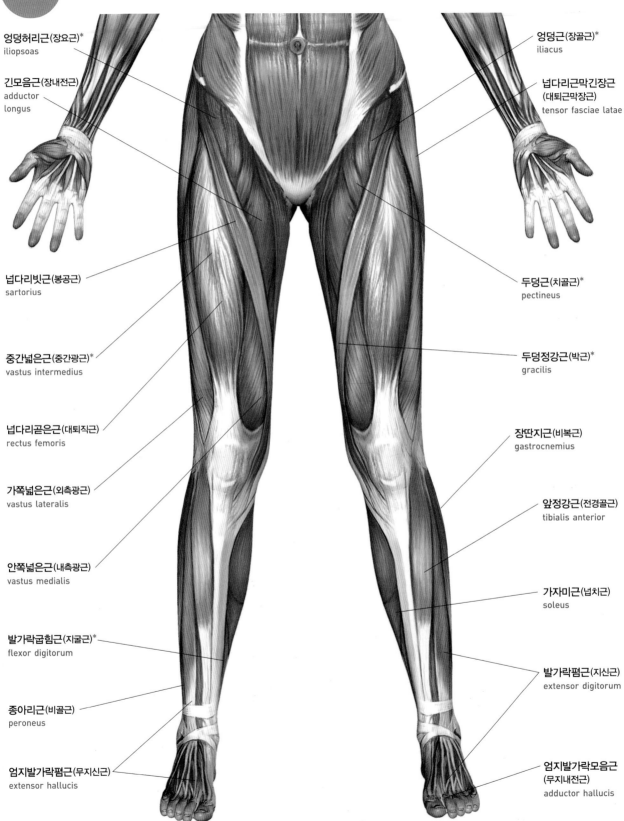

엉덩허리근(장요근)＊
iliopsoas

긴모음근(장내전근)
adductor
longus

넙다리빗근(봉공근)
sartorius

중간넓은근(중간광근)＊
vastus intermedius

넙다리곧은근(대퇴직근)
rectus femoris

가쪽넓은근(외측광근)
vastus lateralis

안쪽넓은근(내측광근)
vastus medialis

발가락굽힘근(지굴근)＊
flexor digitorum

종아리근(비골근)
peroneus

엄지발가락폄근(무지신근)
extensor hallucis

엉덩근(장골근)＊
iliacus

넙다리근막긴장근
(대퇴근막장근)
tensor fasciae latae

두덩근(치골근)＊
pectineus

두덩정강근(박근)＊
gracilis

장딴지근(비복근)
gastrocnemius

앞정강근(전경골근)
tibialis anterior

가자미근(넙치근)
soleus

발가락폄근(지신근)
extensor digitorum

엄지발가락모음근
(무지내전근)
adductor hallucis

18

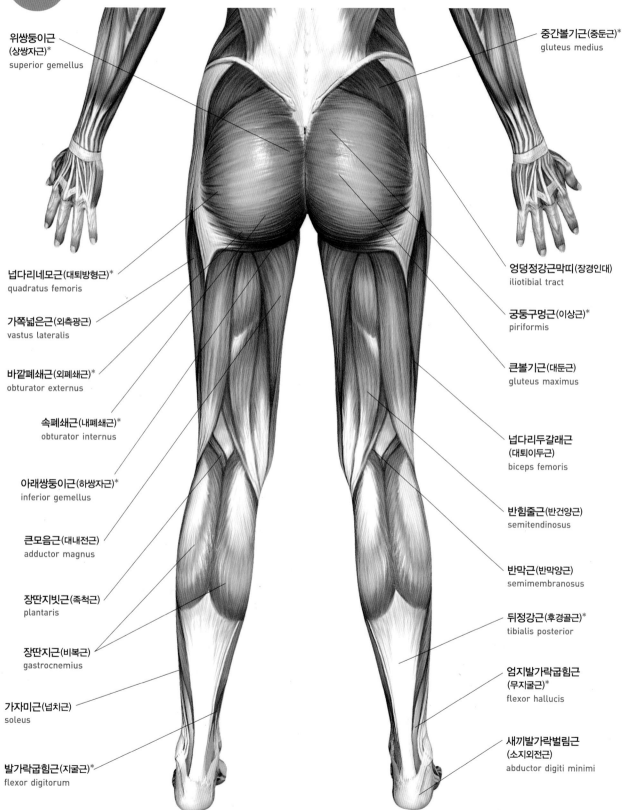

위쌍둥이근
(상쌍자근)*
superior gemellus

중간볼기근(중둔근)*
gluteus medius

넙다리네모근(대퇴방형근)*
quadratus femoris

엉덩정강근막띠(장경인대)
iliotibial tract

가쪽넓은근(외측광근)
vastus lateralis

궁둥구멍근(이상근)*
piriformis

바깥폐쇄근(외폐쇄근)*
obturator externus

큰볼기근(대둔근)
gluteus maximus

속폐쇄근(내폐쇄근)*
obturator internus

넙다리두갈래근
(대퇴이두근)
biceps femoris

아래쌍둥이근(하쌍자근)*
inferior gemellus

반힘줄근(반건양근)
semitendinosus

큰모음근(대내전근)
adductor magnus

반막근(반막양근)
semimembranosus

장딴지빗근(족척근)
plantaris

뒤정강근(후경골근)*
tibialis posterior

장딴지근(비복근)
gastrocnemius

엄지발가락굽힘근
(무지굴근)*
flexor hallucis

가자미근(넙치근)
soleus

새끼발가락벌림근
(소지외전근)
abductor digiti minimi

발가락굽힘근(지굴근)*
flexor digitorum

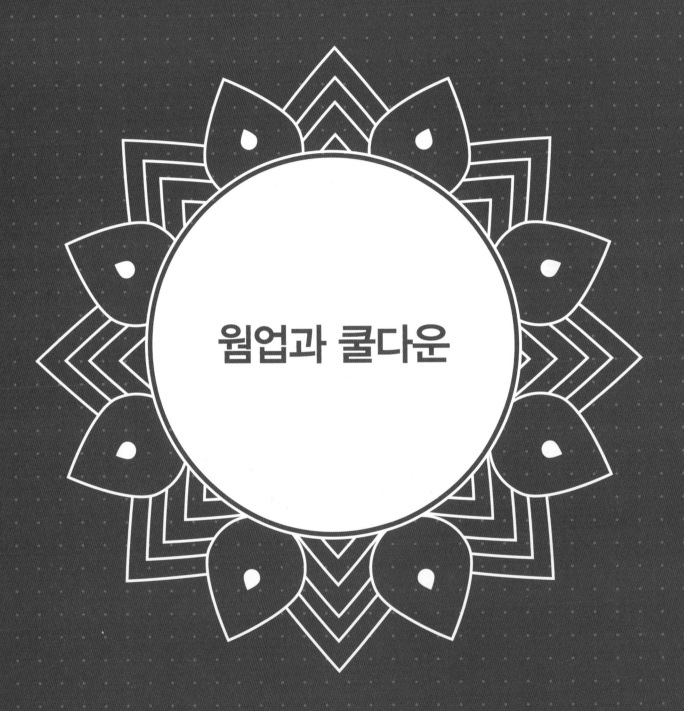

웜업과 쿨다운

워업과 쿨다운 자세를 충실히 해주어야 요가 수행의 본 단계에서 운동 효과를 제대로 볼 수 있다. 시작하는 자세는 근육을 깨우고 심장 박동 수를 증가시키며 몸의 긴장을 풀어준다. 마무리하는 자세는 근육을 이완시키고 심장 박동 수를 낮추며 활기를 주는 운동 끝에 완화감을 제공한다. 특히 운동 후 부드러운 스트레칭은 부상 방지를 위해 필수적이다. 스트레칭 자세에서는 몸과 마음, 호흡을 하나로 모아 요가 수행에 필요한 집중력을 얻도록 한다. 편안한 자세나 막대 자세는 앉아서 하는 자세의 기초가 되고 무릎을 가슴 쪽으로 당기는 자세는 후굴 자세에 대응해 몸의 균형을 되찾아준다.

YOGA ANATOMY

편안한 자세

수카아사나 *Sukhasana* / 수준 ★☆☆☆☆

산스크리트어 풀이
• Sukhasana 수카아사나
• sukh = 기쁨, 편안함

효과
• 골반 이완
• 척추 강화
• 스트레스 완화

금지
• 무릎 부상
• 골반 부상

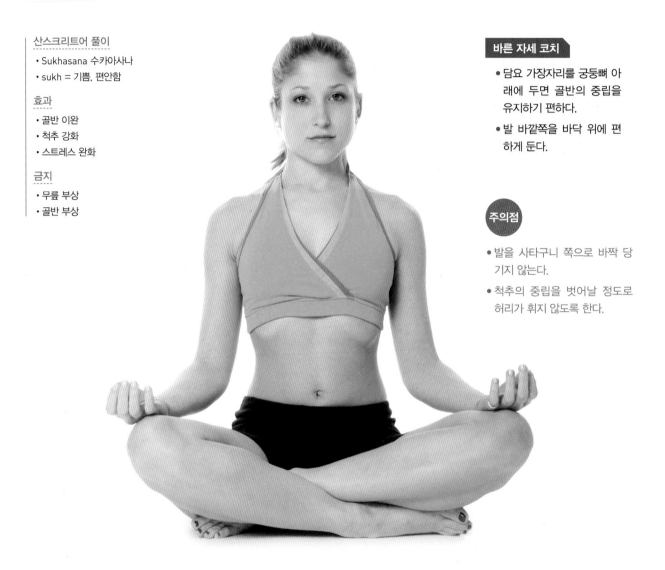

바른 자세 코치

• 담요 가장자리를 궁둥뼈 아래에 두면 골반의 중립을 유지하기 편하다.
• 발 바깥쪽을 바닥 위에 편하게 둔다.

주의점

• 발을 사타구니 쪽으로 바짝 당기지 않는다.
• 척추의 중립을 벗어날 정도로 허리가 휘지 않도록 한다.

1 다리를 앞으로 뻗고 바닥에 앉는다.

2 무릎을 구부리고 정강이 안쪽을 교차하여 왼발이 오른쪽 무릎 아래에, 오른발이 왼쪽 무릎 아래에 가도록 한다. 발과 사타구니 사이에 간격을 둔다. 무릎은 바닥으로 두어 이완시킨다.

3 궁둥뼈를 바닥으로 내리고 척추를 길게 늘인다. 골반에서 어깨까지 중립 자세를 유지한다. 가슴을 열고 어깨를 편하게 떨군다.

4 손등을 무릎 위에 두고 엄지손가락과 집게손가락으로 'o' 모양을 만든다. 천천히, 고르게 호흡한다.

5 원하는 만큼 자세를 유지한다. 다리를 바꾸어 반대쪽 다리를 앞에 두고도 자세를 취한다.

막대 자세

단다아사나 *Dandasana* / 수준 ★☆☆☆☆

산스크리트어 풀이
- Dandasana 단다아사나
- danda = 막대, 지팡이

효과
- 척추 강화
- 자세 교정

금지
- 허리 부상

바른 자세 코치
- 다리 뒤쪽이 심하게 당기면 담요를 접어 궁둥뼈 아래에 둔다.
- 허벅지를 안쪽으로 약간 돌려서 무릎이 천장을 향하게 한다.

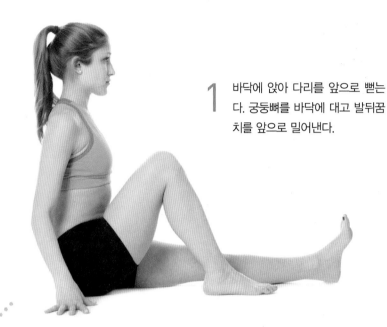

1 바닥에 앉아 다리를 앞으로 뻗는다. 궁둥뼈를 바닥에 대고 발뒤꿈치를 앞으로 밀어낸다.

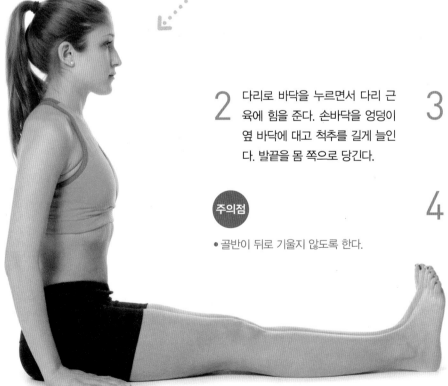

2 다리로 바닥을 누르면서 다리 근육에 힘을 준다. 손바닥을 엉덩이 옆 바닥에 대고 척추를 길게 늘인다. 발끝을 몸 쪽으로 당긴다.

주의점
- 골반이 뒤로 기울지 않도록 한다.

3 가슴을 들어 올리고 턱을 살짝 아래로 당겨 정면을 응시한다. 어깨를 편안히 내리고 배는 척추 쪽으로 끌어당긴다.

4 1분 이상 자세를 유지한다.

견상 자세

아도 무카 스바나아사나 *Adho Mukha Svanasana* / 수준 ★☆☆☆☆

산스크리트어 풀이

- Adho Mukha Svanasana
  아도 무카 스바나아사나
- adho = 아래를 향한
- mukha = 얼굴
- svana = 개

효과

- 어깨, 햄스트링, 종아리 스트레칭
- 팔·다리 근육 강화
- 스트레스와 두통 완화

금지

- 손목굴증후근

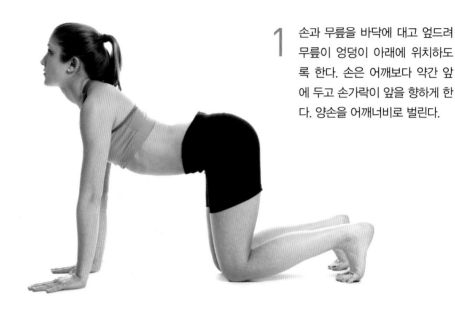

1 손과 무릎을 바닥에 대고 엎드려 무릎이 엉덩이 아래에 위치하도록 한다. 손은 어깨보다 약간 앞에 두고 손가락이 앞을 향하게 한다. 양손을 어깨너비로 벌린다.

2 숨을 내쉬며, 바닥을 밀어내어 팔꿈치를 편다. 꼬리뼈를 천장 쪽으로 밀어내며 무릎을 바닥에서 들어 올린다. 엉덩이를 가슴에서 멀어지게 하여 척추를 길게 늘인다.

3 발뒤꿈치로 바닥을 누르고 허벅지에 힘을 준다. 가능하면 무릎을 편다. 허벅지를 안쪽으로 약간 돌리고 어깨와 가슴을 넓게 펼친다. 머리가 양팔 사이에 위치하도록 한다.

바른 자세 코치

- 다리 뒤쪽과 어깨가 심하게 뻣뻣하면 무릎을 살짝 굽히고 발뒤꿈치를 바닥과 떨어뜨린다.
- 허벅지에 힘을 주어 척추를 더욱 길게 유지하고 어깨의 긴장을 푼다.

4 30초에서 2분간 자세를 유지한다.

주의점

- 어깨가 겨드랑이 쪽으로 주저앉아 등이 휘지 않도록 한다.
- 척추가 둥글게 말리지 않도록 한다.

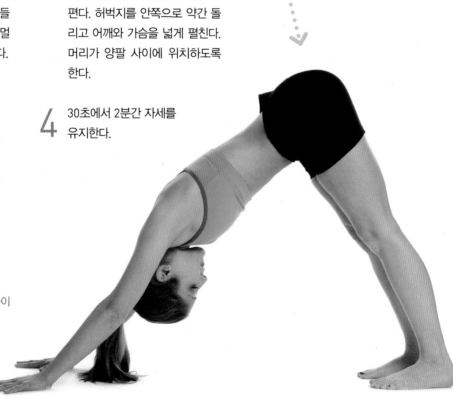

확장된 강아지 자세

웃타나 시쇼사나 *Uttana Shishosana* / 수준 ★☆☆☆☆

산스크리트어 풀이

- Uttana Shishosana
  웃타나 시쇼사나
- uttana = 강한 스트레칭
- shishu = 아기

효과

- 어깨와 척추 스트레칭

금지

- 무릎 부상

주의점

- 팔꿈치를 바닥에 내려놓지 않는다.
- 상체가 아래로 움푹 꺼지지 않도록 한다.
- 자세에서 너무 빨리 나오지 않는다. 역자세에서와 마찬가지로, 혈류가 빠르게 이동하면 현기증을 유발할 수 있다.

1 무릎을 꿇고 앉은 후, 무릎이 엉덩이 아래에 위치하도록 한다. 양손을 어깨너비로 벌리고 손끝은 앞을 향하게 한다.

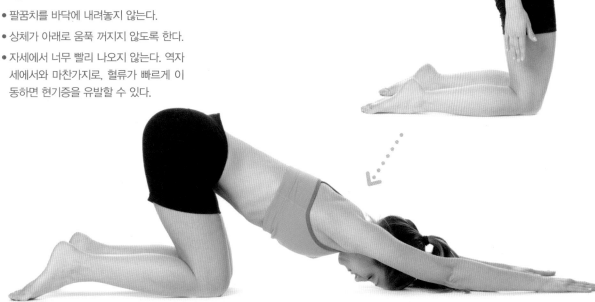

2 손과 무릎을 바닥에 대고 몸을 앞으로 숙인다. 손목이 어깨 바로 아래에 위치해야 한다.

3 숨을 내쉬면서, 엉덩이를 뒤로 밀어 가슴을 바닥으로 내린다. 팔꿈치를 펴서 바닥과 떨어뜨린다.

4 이마를 바닥 위에 편하게 둔다. 팔과 등을 꼬리뼈에서 멀어지도록 앞쪽으로 길게 이완하여 척추를 더 깊게 스트레칭한다.

5 30초에서 1분간 자세를 유지한다.

바른 자세 코치

- 등 윗부분을 약간 둥글게 하여 어깨와 척추의 긴장을 풀고 부드럽게 스트레칭한다.
- 이 자세의 효과를 극대화하려면 척추를 양방향으로 동시에 늘인다.

고양이-소 자세

마르자리아사나 – 비틸라아사나 *Marjaryasana-Bitilasana* / 수준 ★☆☆☆☆

산스크리트어 풀이

- Marjaryasana
  마르자리아사나
- Bitilasana 비틸라아사나
- marjari = 고양이

효과

- 어깨, 가슴, 복부, 목, 척추 스트레칭
- 스트레스 완화

금지

- 무릎 부상

1 손과 무릎을 바닥에 대고 손목은 어깨 아래에, 무릎은 엉덩이 아래에 둔다. 양손은 어깨너비로 벌리고 손가락은 앞을 향하게 한다. 머리를 중립으로 유지하면서 바닥을 응시한다.

2 숨을 내쉬면서, 척추를 위로 둥글게 말아 머리를 숙인다. 배를 척추 쪽으로 끌어당긴다. 엉덩이를 들어 올리고 어깨는 평행을 유지하여 그대로 둔다.

3 숨을 들이쉬면서, 등을 편다. 손과 무릎은 바닥에 둔다.

바른 자세 코치

- 어깨를 내려 목에서 멀어지게 한다.

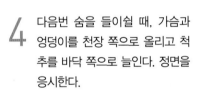

4 다음번 숨을 들이쉴 때, 가슴과 엉덩이를 천장 쪽으로 올리고 척추를 바닥 쪽으로 늘인다. 정면을 응시한다.

5 숨을 내쉬며, 손과 무릎을 바닥에 댄 중립 자세로 돌아온다.

6 고양이-소 자세를 10회에서 20회 반복한다.

주의점

- 허리 아래 부분만 휘지 않도록 한다.
- 고양이 자세(순서 1~3번)에서 턱을 가슴으로 너무 많이 당기지 않는다.
- 소 자세(순서 4~5번)에서 흉곽을 앞으로 너무 많이 내밀지 않는다.

아기 자세

발라아사나 *Balasana* / 수준 ★☆☆☆☆

산스크리트어 풀이

- Balasana 발라아사나
- bala = 아기

효과

- 척추, 엉덩이, 허벅지, 발목 스트레칭
- 스트레스 완화

금지

- 설사
- 무릎 부상
- 임신

1 무릎을 꿇고 앉은 후, 무릎이 엉덩이 아래에 위치하도록 한다.

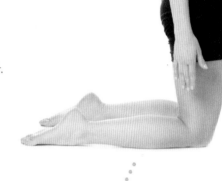

바른 자세 코치

- 흉곽 뒤쪽까지 숨을 들이쉰다.
- 등을 둥글게 말아 돔 모양을 만든다.

주의점

- 목뒤를 수축시키지 않는다.

2 다리를 모아 양쪽 엄지발가락을 모은다. 엉덩이가 발뒤꿈치에 닿도록 몸을 낮춘 후, 무릎을 엉덩이 너비로 벌린다.

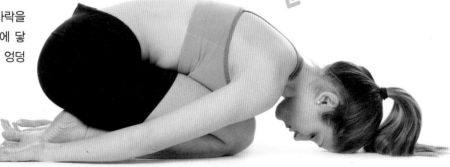

3 숨을 내쉬며, 상체를 허벅지 안쪽으로 숙인다. 목과 척추를 길게 유지하고 꼬리뼈는 바닥 쪽으로 늘인다.

4 손등이 바닥에 닿도록 하여 양발 옆에 둔다. 어깨의 긴장을 풀어 바닥 쪽으로 이완하고 등 윗부분을 넓게 유지한다. 이마를 바닥에 댄다.

5 30초에서 3분간 자세를 유지한다.

바람 빼기 자세

아파나아사나 *Apanasana* / 수준 ★☆☆☆☆

산스크리트어 풀이
- Apanasana 아파나아사나
- apana = 배설하는 하강 호흡

효과
- 허리와 엉덩이 스트레칭
- 소화 촉진

금지
- 무릎 부상
- 임신

1 바닥에 등을 대고 눕는다.

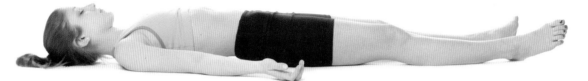

바른 자세 코치

- 무릎을 감쌀 때 손이 팔꿈치에 닿지 않으면, 손을 무릎 위에 둔다.
- 목뒤가 말리지 않도록 길게 늘여 유지한다.

주의점

- 등과 다리의 근육을 긴장시키지 않는다.

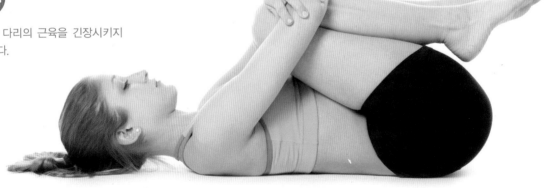

2 숨을 내쉬며, 양 무릎을 가슴 쪽으로 당긴다.

3 팔로 무릎을 감싸 안고 양손은 각각 반대쪽 팔꿈치 위에 둔다. 목뒤가 어깨에서 멀어지도록 목을 길게 늘여 유지한다. 숨을 내쉴 때마다, 무릎을 가슴 쪽으로 조금씩 더 가까이 당긴다. 어깨와 등은 바닥위에서 평평하게 유지한다.

4 30초에서 1분간 자세를 유지한다.

송장 자세

사바아사나 *Savasana* / 수준 ★☆☆☆☆

산스크리트어 풀이
- Savasana 사바아사나
- sava = 송장

효과
- 뇌 진정
- 스트레스 완화
- 전신 이완

금지
- 등 부상

1 엉덩이를 바닥에 대고 무릎은 굽힌 채로 앉는다. 엉덩이를 들어 꼬리뼈를 발뒤꿈치 쪽으로 조금 움직인다. 허리를 꼬리뼈에서 멀어지도록 길게 늘여준 후에 등을 바닥에 내려놓는다.

2 다리를 한쪽씩 편다. 다리가 자연스럽게 벌어지도록 하되, 양쪽 다리가 몸의 중앙부터 비슷한 간격으로 벌어지도록 한다. 발도 비슷한 간격으로 벌린다.

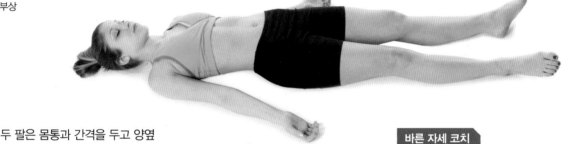

3 두 팔은 몸통과 간격을 두고 양옆에 편안하게 내려놓는다. 어깨뼈와 빗장뼈를 넓게 펴고, 팔을 바깥으로 돌려 손바닥이 천장을 향하게 한다.

4 목이 어깨에서부터 멀어지도록 목을 길게 늘이고 바닥 위에서 편안하게 이완한다. 눈을 감는다. 호흡을 부드럽게 유지한다. 몸의 정렬과 호흡에 집중한다.

바른 자세 코치
- 송장 자세로 요가 수행을 마무리한다.
- 머리의 정렬에 주의한다. 머리가 어깨와 멀어지도록 하고 한쪽으로 기울지 않도록 한다.
- 무릎을 굽혀서 발바닥을 바닥에 댄 상태로도 수행해본다.

주의점
- 몸이 정렬된 후에는 움직이지 않는다.
- 근육을 긴장시키지 않는다.

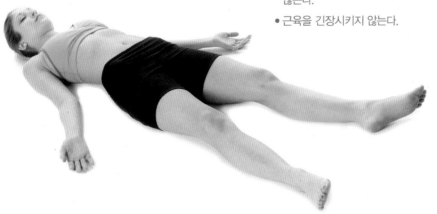

5 발가락부터 머리까지, 몸의 모든 부분을 이완한다. 몸의 각 부분이 바닥에 가라앉는 감각을 느낀다. 얼굴의 근육을 이완하며 뇌를 진정시킨다.

6 이 자세에서 5분에서 10분간 머무른다. 자세에서 나오려면 무릎을 가슴 쪽으로 당긴 후, 몸을 한쪽으로 가볍게 굴린다. 머리는 맨 마지막에 올라와야 한다.

hands on

웜업과 쿨다운

편안한 자세 → 22쪽
수카아사나

- 발을 사타구니 쪽으로 바짝 당기지 않는다.
- 척추의 중립을 벗어날 정도로 허리가 휘지 않도록 한다.

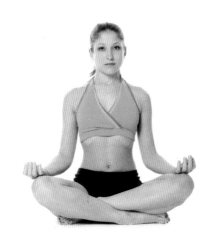

막대 자세 → 23쪽
단다아사나

- 골반이 뒤로 기울지 않도록 한다.

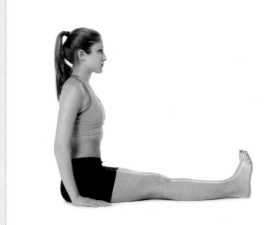

견상 자세 → 24쪽
아도 무카 스바나아사나

- 어깨가 겨드랑이 쪽으로 주저앉아 등이 휘지 않도록 한다.
- 척추가 둥글게 말리지 않도록 한다.

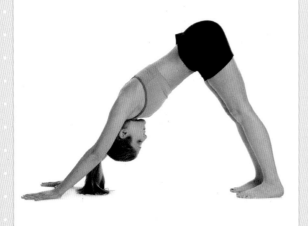

확장된 강아지 자세 → 25쪽
웃타나 시쇼사나

- 팔꿈치를 바닥에 내려놓지 않는다.
- 상체가 아래로 움푹 꺼지지 않도록 한다.
- 자세에서 너무 빨리 나오지 않는다. 현기증을 유발할 수 있다. 역자세에서도 같은 점을 주의한다.

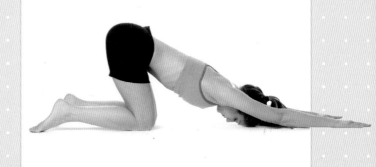

고양이 – 소 자세 → 26쪽
마르자리아사나 – 비틸라아사나

- 허리 아래 부분만 휘지 않도록 한다.
- 고양이 자세에서 턱을 가슴으로 너무 많이 당기지 않는다.
- 소 자세에서 흉곽을 앞으로 너무 많이 내밀지 않는다.

아기 자세 → 27쪽
발라아사나

- 목뒤를 수축시키지 않는다.

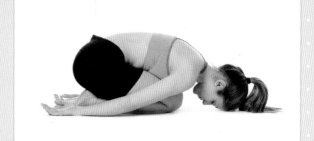

바람 빼기 자세 → 28쪽
아파나아사나

- 등과 다리의 근육을 긴장시키지 않는다.

송장 자세 → 29쪽
사바아사나

- 몸이 정렬된 후에는 움직이지 않는다.
- 근육을 긴장시키지 않는다.

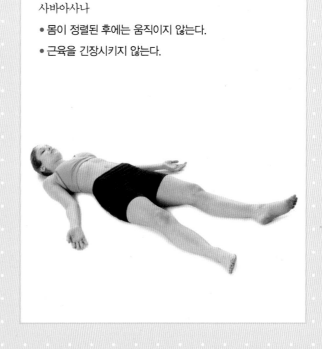

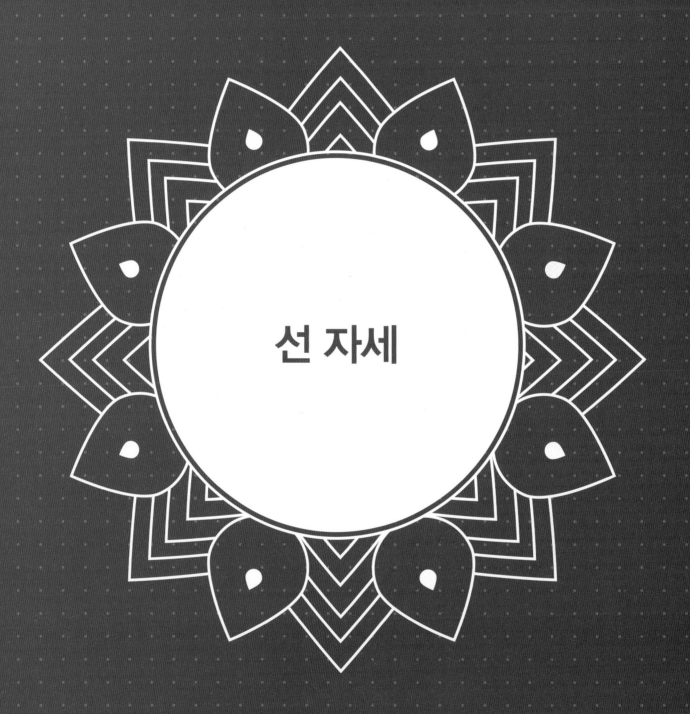

선 자세

요가의 기초적인 움직임을 이해하는 데 도움이 되는 선 자세는 시작하는 자세로 적절하다. 선 자세는 몸에 활력을 주고 체력을 기르며 다리를 튼튼하게 한다. 유연성과 균형 감각, 힘이 모두 필요한 자세이기 때문에 몸의 약하고 불안정한 부분을 파악할 수 있다. 고요하게 몸의 균형을 맞추며 몸의 정렬에 집중해보자. 발을 바닥에 단단히 버티고 바른 자세를 유지해야 한다.

다양한 동작으로 이루어진 선 자세는 온몸에 유연성과 운동성을 골고루 키워준다. 팔, 어깨, 상체, 골반, 다리, 발 모두를 튼튼하게 한다. 그중에서도 골반은 몸통과 다리를 이어주는 연결 고리이기 때문에 선 자세에서 균형을 잘 잡기 위해서는 골반을 안정시키는 법을 배우는 것이 중요하다. 이는 앉은 자세와 같은 다른 아사나를 위한 준비 과정이기도 하다.

YOGA
ANATOMY

산 자세

타다아사나 *Tadasana* / 수준 ★☆☆☆☆

산스크리트어 풀이
- Tadasana 타다아사나
- tada = 산

효과
- 자세 교정
- 허벅지 근육 강화

금지
- 두통
- 불면증
- 저혈압

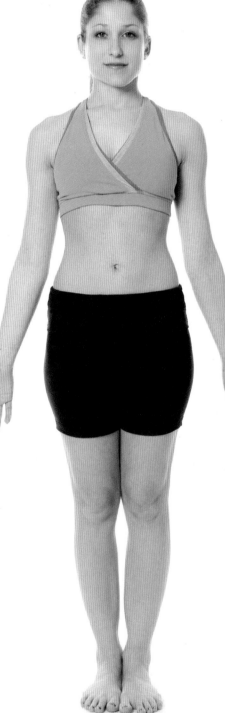

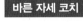

바른 자세 코치

- 양쪽의 복사뼈가 부딪혀 불편하다면, 발뒤꿈치를 살짝 떨어뜨린다.
- 초보자는 몸의 정렬을 잘 느끼기 위해 벽에 등을 대고 수행해 본다.

주의점

- 등이 구부정하게 되지 않도록 한다.
- 어깨가 축 처지지 않도록 한다.

1 발을 모으고 서서 양쪽 발뒤꿈치와 엄지발가락이 맞닿게 한다.

2 등을 곧게 하고, 손바닥을 앞으로 향하게 하여 양팔을 몸통 옆에 가볍게 붙인다.

3 발가락을 위로 들어 활짝 벌린 후 가볍게 바닥에 내려놓아 넓고 견고한 기반을 만든다.

4 전후좌우로 몸을 흔들어 보고 서서히 체중을 발의 네 모서리에 골고루 분산시킨다.

5 양발에 체중을 고르게 분산시킨 상태에서 무릎과 넓적다리의 근육에 힘을 주고 넓적다리를 안쪽으로 살짝 돌려 궁둥뼈를 넓게 만든다. 꼬리뼈가 엉덩이 가운데에 오도록 한다.

6 배에 힘을 주어 안쪽으로 약간 끌어당기고 단단한 자세를 유지한다.

7 빗장뼈를 넓게 펴고 어깨가 골반과 평행이 되도록 한다.

8 목을 길게 늘여서 정수리가 천장 쪽으로 뻗어 나가도록 한다. 어깨뼈를 등 위에서 넓게 펼치고 아래로 내린다.

9 이 자세에서 30초에서 1분간 머무른다.

다음 근육에 효과가 있다

- 넙다리곧은근
- 가쪽넓은근
- 안쪽넓은근
- 중간넓은근
- 엉덩허리근
- 궁둥구멍근
- 새끼발가락벌림근
- 엄지발가락굽힘근
- 발가락굽힘근
- 엄지발가락모음근
- 발바닥널힘줄

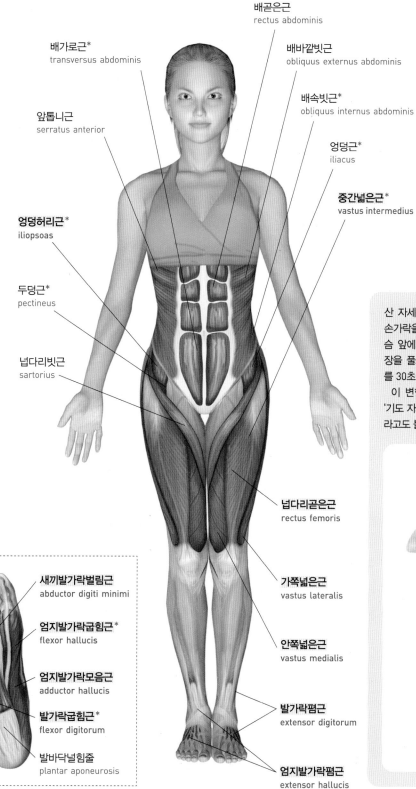

배곧은근
rectus abdominis

배가로근*
transversus abdominis

배바깥빗근
obliquus externus abdominis

앞톱니근
serratus anterior

배속빗근*
obliquus internus abdominis

엉덩근*
iliacus

엉덩허리근*
iliopsoas

중간넓은근*
vastus intermedius

두덩근*
pectineus

넙다리빗근
sartorius

넙다리곧은근
rectus femoris

새끼발가락벌림근
abductor digiti minimi

엄지발가락굽힘근*
flexor hallucis

가쪽넓은근
vastus lateralis

엄지발가락모음근
adductor hallucis

안쪽넓은근
vastus medialis

발가락굽힘근*
flexor digitorum

발가락폄근
extensor digitorum

발바닥널힘줄
plantar aponeurosis

엄지발가락폄근
extensor hallucis

변형 자세 ★☆☆☆☆

산 자세를 위한 지시를 따르되, 팔과 손가락을 아래로 내리는 대신 손을 가슴 앞에서 합장한다. 목과 어깨의 긴장을 풀고 눈을 지그시 감는다. 자세를 30초에서 1분간 유지한다.

이 변형 자세는 '사마스티티' 또는 '기도 자세'라고 불린다. '바로 선 자세' 라고도 불린다.

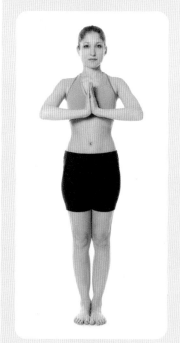

화환 자세

말라아사나 *Malasana* / 수준 ★☆☆☆☆

산스크리트어 풀이

- Malasana 말라아사나
- mala = 화환
- 넓은 스쾃 자세 또는 개구리 자세로도
  불린다.

효과

- 발목, 사타구니, 다리 아래쪽,
  등 스트레칭
- 골반바닥근 탄력 개선
- 복근 강화

금지

- 두통
- 불면증
- 저혈압

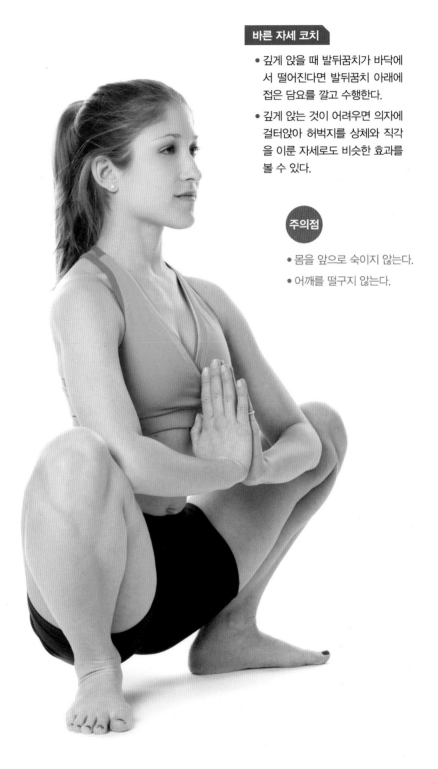

바른 자세 코치

- 깊게 앉을 때 발뒤꿈치가 바닥에
  서 떨어진다면 발뒤꿈치 아래에
  접은 담요를 깔고 수행한다.
- 깊게 앉는 것이 어려우면 의자에
  걸터앉아 허벅지를 상체와 직각
  을 이룬 자세로도 비슷한 효과를
  볼 수 있다.

주의점

- 몸을 앞으로 숙이지 않는다.
- 어깨를 떨구지 않는다.

1 산 자세(타다아사나, 34쪽)에서 시
  작하여 양발을 어깨너비로 벌리고
  골반과 머리, 가슴을 정렬시킨다.

2 발뒤꿈치를 바닥에 붙인 채로 팔
  을 몸 앞쪽으로 뻗는다. 무릎을
  굽히며 상체를 앞으로 숙였다가
  골반과 함께 아래로 내린다.

3 넓적다리를 몸통보다 넓게 벌린
  다. 숨을 내쉬며, 몸통을 살짝 앞
  쪽으로 기대어 양쪽 허벅지 사이
  에 편안하게 둔다.

4 양 팔꿈치로 무릎을 가볍게 누르
  고 두 손을 합장한다. 무릎으로
  팔꿈치를 가볍게 누른다.

5 자세를 30초에서 1분간 유지한
  다. 숨을 내쉬며, 무릎을 펴서 천
  천히 일어난다.

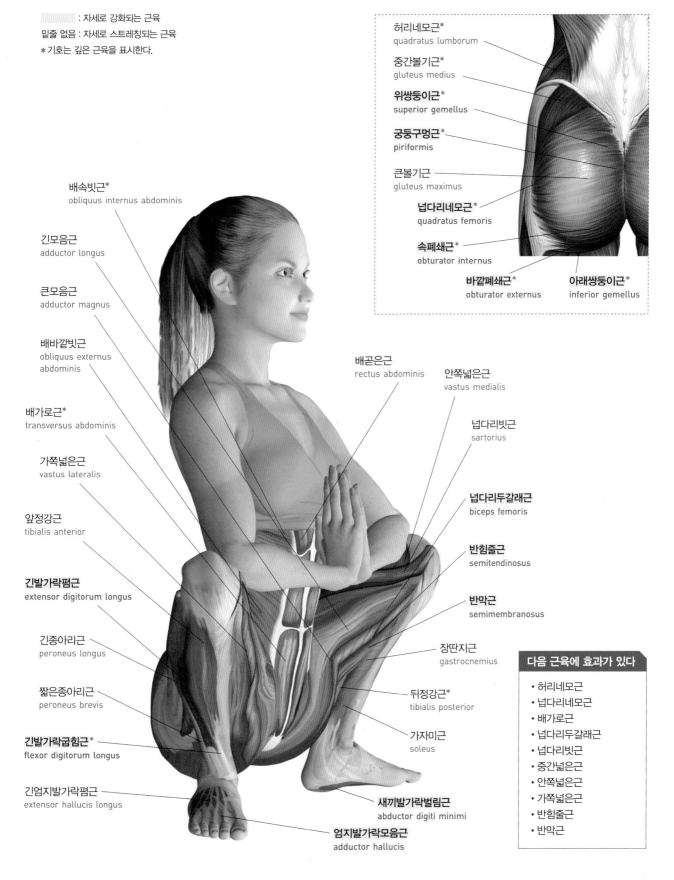

: 자세로 강화되는 근육

밑줄 없음 : 자세로 스트레칭되는 근육

＊기호는 깊은 근육을 표시한다.

허리네모근*
quadratus lumborum

중간볼기근*
gluteus medius

위쌍둥이근*
superior gemellus

궁둥구멍근*
piriformis

큰볼기근
gluteus maximus

넙다리네모근*
quadratus femoris

속폐쇄근*
obturator internus

바깥폐쇄근*
obturator externus

아래쌍둥이근*
inferior gemellus

배속빗근*
obliquus internus abdominis

긴모음근
adductor longus

큰모음근
adductor magnus

배바깥빗근
obliquus externus abdominis

배가로근*
transversus abdominis

가쪽넓은근
vastus lateralis

앞정강근
tibialis anterior

긴발가락폄근
extensor digitorum longus

긴종아리근
peroneus longus

짧은종아리근
peroneus brevis

긴발가락굽힘근*
flexor digitorum longus

긴엄지발가락폄근
extensor hallucis longus

배곧은근
rectus abdominis

안쪽넓은근
vastus medialis

넙다리빗근
sartorius

넙다리두갈래근
biceps femoris

반힘줄근
semitendinosus

반막근
semimembranosus

장딴지근
gastrocnemius

뒤정강근*
tibialis posterior

가자미근
soleus

새끼발가락벌림근
abductor digiti minimi

엄지발가락모음근
adductor hallucis

다음 근육에 효과가 있다

- 허리네모근
- 넙다리네모근
- 배가로근
- 넙다리두갈래근
- 넙다리빗근
- 중간넓은근
- 안쪽넓은근
- 가쪽넓은근
- 반힘줄근
- 반막근

위로 경배하기 자세

우르드바 하스타아사나 *Urdhva Hastasana* / **수준** ★☆☆☆☆

산스크리트어 풀이

- Urdhva Hastasana 우르드바 하스타아사나
- urdhva = 올린 또는 위로 향한
- hasta = 손
- '손을 올린 자세'라고도 불린다.

효과

- 피로 해소
- 소화 불량 완화
- 등의 통증 완화
- 복부 스트레칭
- 어깨와 겨드랑이 스트레칭
- 경미한 불안 증상 해소

금지

- 어깨 부상
- 목 부상

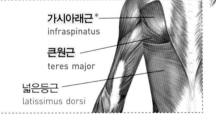

가시아래근*
infraspinatus

큰원근
teres major

넓은등근
latissimus dorsi

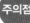

주의점

- 갈비뼈를 앞으로 너무 많이 내밀지 않도록 한다.

다음 근육에 효과가 있다

- 배속빗근
- 배바깥빗근
- 배가로근
- 넓은등근
- 큰원근
- 가시아래근

바른 자세 코치

- 어깨는 골반 위에, 골반은 발뒤꿈치 위에 오도록 정렬시킨다.
- 등의 갈비뼈를 넓게 유지한다.
- 어깨뼈 윗부분을 넓게 펼친다.
- 팔을 올리고 있는 동안 겨드랑이는 아래쪽으로 당긴다.

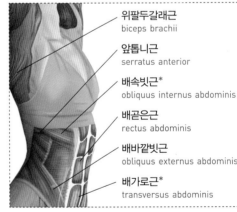

위팔두갈래근
biceps brachii

앞톱니근
serratus anterior

배속빗근*
obliquus internus abdominis

배곧은근
rectus abdominis

배바깥빗근
obliquus externus abdominis

배가로근*
transversus abdominis

1 산 자세(타다아사나, 34쪽)로 서서 발을 어깨너비로 벌리고 골반과 머리, 가슴을 정렬한다. 손바닥을 안쪽으로 돌린다.

2 팔을 평행으로 유지하고 손바닥은 마주 보게 한다. 숨을 들이쉬면서, 팔을 어깨높이까지 몸 앞으로 쭉 뻗었다가 귀에 닿도록 천장 쪽으로 들어 올린다.

3 부드럽게 머리를 뒤로 젖히면서 어깨뼈를 넓게 펼치고 턱을 약간 당긴다. 엄지손가락을 응시한다.

4 30초에서 1분간 자세를 유지한다.

5 숨을 내쉬면서, 두 손을 아래로 내려 합장한다. 손이 얼굴을 지날 때 머리를 천천히 중립으로 되돌린다.

의자 자세

웃카타아사나 *Utkatasana* / 수준 ★☆☆☆☆

산스크리트어 풀이
• Utkatasana 웃카타아사나
• utkata = 강한, 맹렬한
• '맹렬한 자세' 또는 '어색한 자세'라고도 불린다.

효과
• 허리와 넓다리네갈래근 강화
• 가슴, 어깨, 팔, 햄스트링 스트레칭
• 스트레스와 긴장 완화
• 평발 완화

금지
• 두통
• 불면증
• 저혈압

주의점
• 허리를 둥글게 말지 않도록 한다.

바른 자세 코치
• 하체의 바른 자세를 위해, 몸을 낮출 때 넓적다리, 무릎, 엉덩이에만 힘을 준다.

1 산 자세(타다아사나, 34쪽)로 선다. 숨을 들이쉬며, 양팔을 곧게 펴서 머리 위로 들고 척추를 길게 늘인다. 두 손은 깍지를 껴도 되고 어깨너비로 벌려도 된다.

2 숨을 내쉬며, 무릎을 굽힌다. 상체를 약간 앞으로 숙여 바닥과 45도 각도를 이루고 허리는 곧게 편다. 종아리 근육을 이완하고 상체의 무게가 골반에 실리게 한다. 체중을 발뒤꿈치로 옮긴다.

3 30초에서 1분간 자세를 유지한다.

4 들이쉬는 숨에, 팔을 힘껏 들어 올리면서 무릎을 편다. 숨을 내쉬며 팔을 몸통 옆으로 내려 산 자세로 돌아온다.

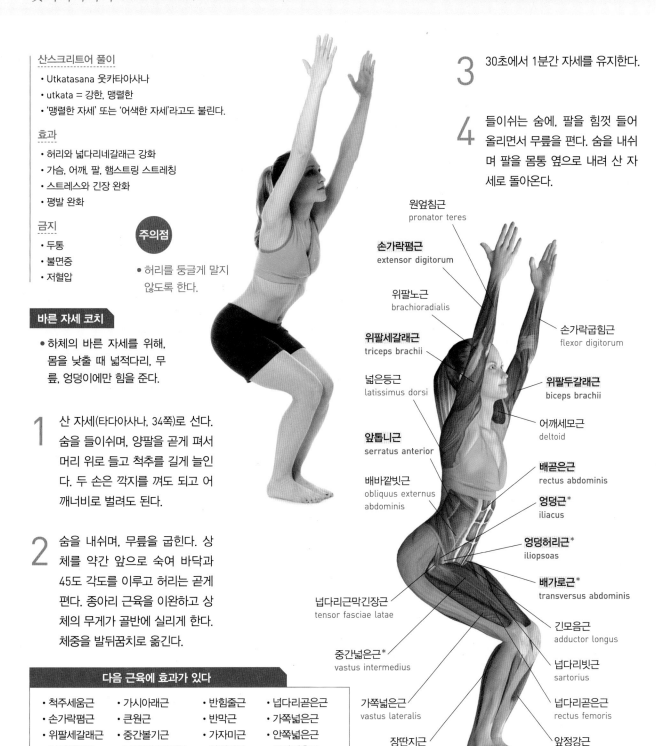

원엎침근
pronator teres

손가락폄근
extensor digitorum

위팔노근
brachioradialis

위팔세갈래근
triceps brachii

넓은등근
latissimus dorsi

앞톱니근
serratus anterior

배바깥빗근
obliquus externus abdominis

넙다리근막긴장근
tensor fasciae latae

중간넓은근＊
vastus intermedius

가쪽넓은근
vastus lateralis

장딴지근
gastrocnemius

손가락굽힘근
flexor digitorum

위팔두갈래근
biceps brachii

어깨세모근
deltoid

배곧은근
rectus abdominis

엉덩근＊
iliacus

엉덩허리근＊
iliopsoas

배가로근＊
transversus abdominis

긴모음근
adductor longus

넙다리빗근
sartorius

넙다리곧은근
rectus femoris

앞정강근
tibialis anterior

다음 근육에 효과가 있다

• 척주세움근	• 가시아래근	• 반힘줄근	• 넙다리곧은근
• 손가락폄근	• 큰원근	• 반막근	• 가쪽넓은근
• 위팔세갈래근	• 중간볼기근	• 가자미근	• 안쪽넓은근
• 어깨세모근	• 넙다리두갈래근	• 앞정강근	• 중간넓은근

나무 자세

브륵샤아사나 *Vrksasana* / 수준 ★☆☆☆☆

산스크리트어 풀이
- Vrksasana 브륵샤아사나
- vrksa = 나무

효과
- 허벅지 근육, 종아리 근육, 발목, 척추 강화
- 사타구니, 허벅지 안쪽, 가슴, 어깨 스트레칭
- 균형 감각 향상
- 궁둥신경통 완화
- 평발 완화

금지
- 두통
- 불면증
- 고혈압 또는 저혈압

바른 자세 코치
- 초보자는 몸을 안정시키기 위해 등을 벽에 대고 수행한다.
- 올린 다리가 미끄러져 내려오지 않게 하려면 미끄럽지 않은 요가 매트를 접어 발바닥과 허벅지 안쪽 사이에 댄다.

주의점
- 엉덩이가 뒤로 빠지지 않게 한다.
- 양쪽 골반이 앞을 향하게 한다.

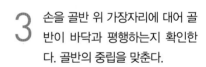
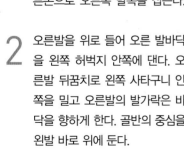

1 기도 자세로 선다.(사마스티티, 35쪽 참조) 체중을 왼발로 서서히 옮기고 발 안쪽을 바닥에 단단히 고정한다. 오른쪽 무릎을 굽히고 오른손으로 오른쪽 발목을 잡는다.

2 오른발을 위로 들어 오른 발바닥을 왼쪽 허벅지 안쪽에 댄다. 오른발 뒤꿈치로 왼쪽 사타구니 안쪽을 밀고 오른발의 발가락은 바닥을 향하게 한다. 골반의 중심을 왼발 바로 위에 둔다.

3 손을 골반 위 가장자리에 대어 골반이 바닥과 평행하는지 확인한다. 골반의 중립을 맞춘다.

4 꼬리뼈를 바닥 쪽으로 길게 늘인다. 오른 발바닥으로 왼쪽 허벅지를 단단하게 누르고 왼쪽 다리의 바깥쪽 근육에 저항하는 힘을 준다. 두 손바닥을 마주 보게 모으고 1~1.5미터 정도 앞 바닥의 한 점을 응시한다.

5 30초에서 1분간 자세를 유지한다. 숨을 내쉬며, 기도 자세로 돌아온다. 반대쪽 다리로 반복한다.

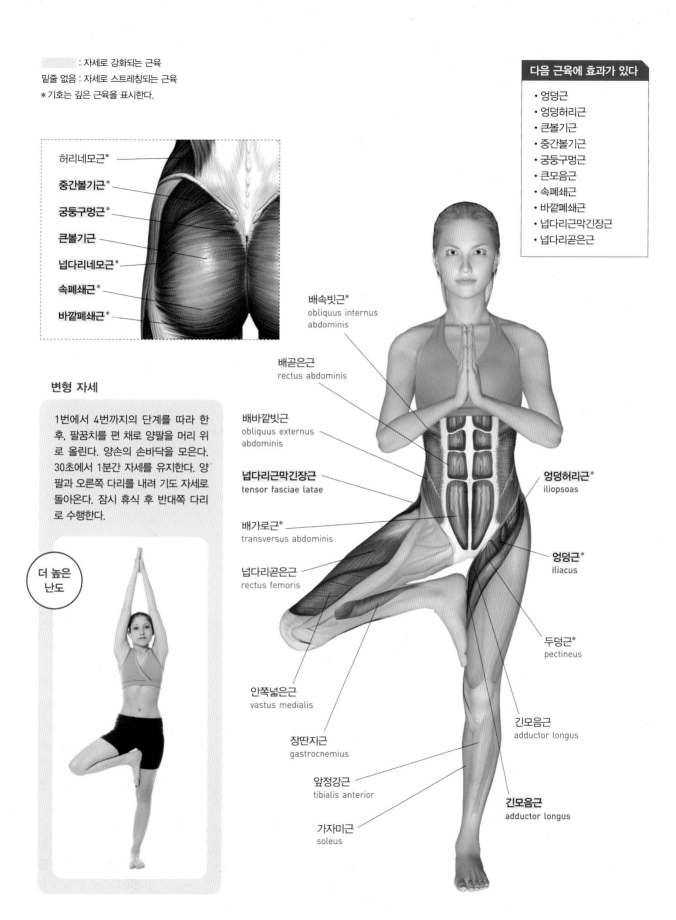

: 자세로 강화되는 근육
밑줄 없음 : 자세로 스트레칭되는 근육
＊기호는 깊은 근육을 표시한다.

다음 근육에 효과가 있다

- 엉덩근
- 엉덩허리근
- 큰볼기근
- 중간볼기근
- 궁둥구멍근
- 큰모음근
- 속폐쇄근
- 바깥폐쇄근
- 넙다리근막긴장근
- 넙다리곧은근

허리네모근＊
중간볼기근＊
궁둥구멍근＊
큰볼기근
넙다리네모근＊
속폐쇄근＊
바깥폐쇄근＊

변형 자세

1번에서 4번까지의 단계를 따라 한 후, 팔꿈치를 편 채로 양팔을 머리 위로 올린다. 양손의 손바닥을 모은다. 30초에서 1분간 자세를 유지한다. 양팔과 오른쪽 다리를 내려 기도 자세로 돌아온다. 잠시 휴식 후 반대쪽 다리로 수행한다.

더 높은
난도

배속빗근＊
obliquus internus abdominis

배곧은근
rectus abdominis

배바깥빗근
obliquus externus abdominis

넙다리근막긴장근
tensor fasciae latae

배가로근＊
transversus abdominis

넙다리곧은근
rectus femoris

안쪽넓은근
vastus medialis

장딴지근
gastrocnemius

앞정강근
tibialis anterior

가자미근
soleus

엉덩허리근＊
iliopsoas

엉덩근＊
iliacus

두덩근＊
pectineus

긴모음근
adductor longus

긴모음근
adductor longus

독수리 자세

가루다아사나 *Garudasana* / 수준 ★☆☆☆☆

산스크리트어 풀이
- Garudasana 가루다아사나
- garuda = 독수리 또는 전설에 나오는 새의 이름

효과
- 발목과 종아리 근육 강화
- 발목, 종아리, 허벅지, 엉덩이, 어깨, 등 윗부분 스트레칭
- 집중력 향상
- 균형 감각 향상

금지
- 팔 부상
- 골반 부상
- 무릎 부상

주의점
- 골반이 흔들리지 않도록 한다. 골반이 매트의 앞쪽을 향하도록 한다.

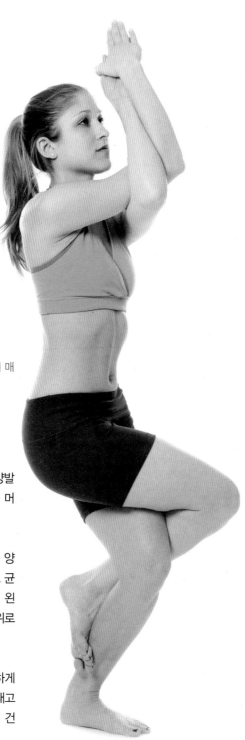

1 산 자세(타다아사나, 34쪽)로 양발을 어깨너비로 벌리고 골반과 머리, 가슴을 정렬시킨다.

2 체중을 오른쪽 다리로 옮기고 양 무릎을 살짝 굽힌다. 오른발로 균형을 잡으면서 왼발을 든 후, 왼쪽 허벅지를 오른쪽 허벅지 위로 교차시킨다.

3 왼발의 발가락이 아래를 향하게 한 상태에서 왼발을 뒤로 보내고 발등을 오른쪽 정강이 뒤쪽에 건다. 오른발로 균형을 잡는다.

바른 자세 코치
- 양쪽 손바닥이 마주칠 정도로 팔을 감기가 어렵다면 스트랩의 양쪽 끝을 잡은 채로 두 팔을 바닥과 평행하도록 앞으로 쭉 뻗는다.
- 들린 발을 지탱하는 다리에 감은 채로 균형을 잡기가 어렵다면 들린 쪽 발의 엄지발가락으로 바닥을 누른 채 수행한다.

4 들이쉬는 숨에, 양팔을 앞으로 쭉 뻗어 바닥과 평행하게 만들고 어깨뼈를 등에 걸쳐 넓게 펼친다. 왼팔이 오른팔 위로 가도록 양팔을 몸통 앞에서 감은 후 팔꿈치를 접는다. 왼쪽 팔꿈치를 오른쪽 팔꿈치 안 움푹한 곳에 대고, 팔뚝을 접어 올려 바닥과 직각이 되게 한다. 양쪽 손등이 서로 맞닿아 있어야 한다.

5 양손 손바닥이 서로 마주 보게 하여 왼손으로 오른손을, 오른손으로 왼손을 누른다. 양손을 마주 보게 하는 과정에서 왼쪽 엄지손가락이 오른쪽 새끼손가락을 한 번 스치고 지나가야 한다. 손바닥을 서로 누르며 팔꿈치를 들어 올리고 손가락을 천장 쪽으로 편다.

6 15초에서 1분간 자세를 유지한다.

7 다리와 팔을 서서히 풀어서 산 자세로 돌아온다. 반대쪽으로도 수행한다.

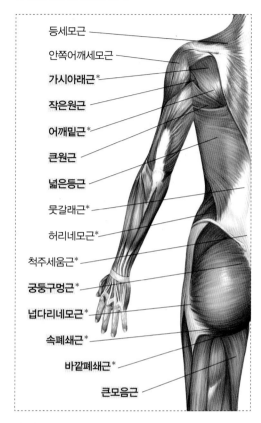

: 자세로 강화되는 근육
밑줄 없음 : 자세로 스트레칭되는 근육
＊기호는 깊은 근육을 표시한다.

등세모근
안쪽어깨세모근
가시아래근＊
작은원근
어깨밑근＊
큰원근
넓은등근
못갈래근＊
허리네모근＊
척주세움근＊
궁둥구멍근＊
넙다리네모근＊
속폐쇄근＊
바깥폐쇄근＊
큰모음근

변형 자세

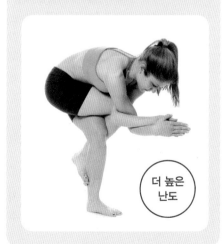

순서 1번에서 5번까지를 따라 한다. 양 무릎을 굽히며 몸을 낮추고 오른발에 모든 체중을 싣는다. 골반을 접어 상체를 앞으로 숙여서 교차한 팔이 얼굴 앞에 오도록 한다. 15초에서 1분간 자세를 유지한다.

더 높은 난도

다음 근육에 효과가 있다

- 등세모근
- 가시아래근
- 큰원근
- 작은원근
- 넓은등근
- 중간볼기근
- 큰모음근
- 허리네모근
- 앞톱니근

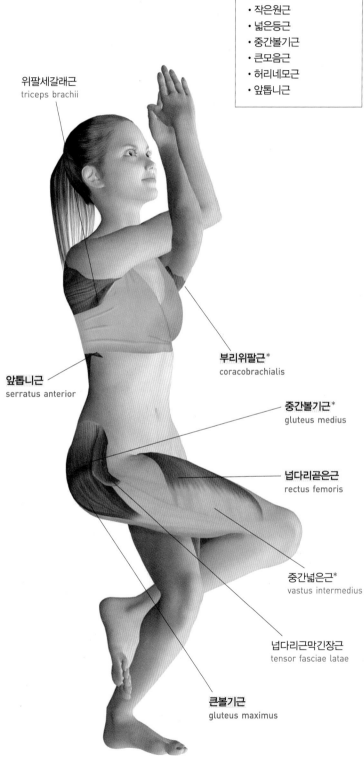

위팔세갈래근
triceps brachii

앞톱니근
serratus anterior

부리위팔근＊
coracobrachialis

중간볼기근＊
gluteus medius

넙다리곧은근
rectus femoris

중간넓은근＊
vastus intermedius

넙다리근막긴장근
tensor fasciae latae

큰볼기근
gluteus maximus

삼각 자세

트리코나아사나 *Trikonasana* / 수준 ★☆☆☆☆

산스크리트어 풀이
- Trikonasana 트리코나아사나
- trikona = 세 각, 삼각형

효과
- 허벅지, 무릎, 발목, 엉덩이, 사타구니, 햄스트링, 종아리, 어깨, 가슴, 척추 스트레칭
- 스트레스 완화
- 소화 촉진
- 갱년기 증상 완화
- 등 통증 완화

금지
- 설사
- 두통
- 고혈압 또는 저혈압
- 목 관련 이상

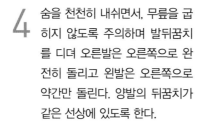

1 산 자세(타다아사나, 34쪽)로 서서 골반, 머리, 가슴을 정렬한다.

2 양발을 어깨보다 조금 더 넓게 벌린다.

3 숨을 들이쉬며, 양팔을 몸통 옆으로 벌려 바닥과 평행하게 들고 손바닥은 아래를 향하게 한다.

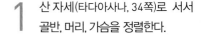

4 숨을 천천히 내쉬면서, 무릎을 굽히지 않도록 주의하며 발뒤꿈치를 디뎌 오른발은 오른쪽으로 완전히 돌리고 왼발은 오른쪽으로 약간만 돌린다. 양발의 뒤꿈치가 같은 선상에 있도록 한다.

5 팔을 바닥과 평행하게 유지하면서 상체를 최대한 오른쪽으로 기울인다.

6 상체가 오른쪽으로 갈 수 있는 만큼 갔으면 오른팔을 내려 손을 정강이나 발목 앞에 둔다. 동시에 왼팔을 천장 쪽으로 든다. 뻗은 팔을 지렛대로 사용하여 척추와 상체를 시계 반대 방향으로 부드럽게 비틀되, 척추가 바닥과 평행을 유지하도록 한다.

7 고개를 돌려 왼손 엄지손가락을 응시하고 척추를 조금 더 깊게 비튼다. 자세를 30초에서 1분간 유지한다.

8 숨을 들이쉬며, 발뒤꿈치로 바닥을 강하게 누르고 팔을 위로 힘차게 뻗으며 선 자세로 돌아온다. 발의 방향을 바꾸어 반대쪽으로도 수행한다.

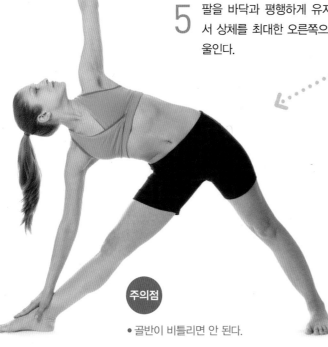

주의점
- 골반이 비틀리면 안 된다.

: 자세로 강화되는 근육

밑줄 없음 : 자세로 스트레칭되는 근육

＊기호는 깊은 근육을 표시한다.

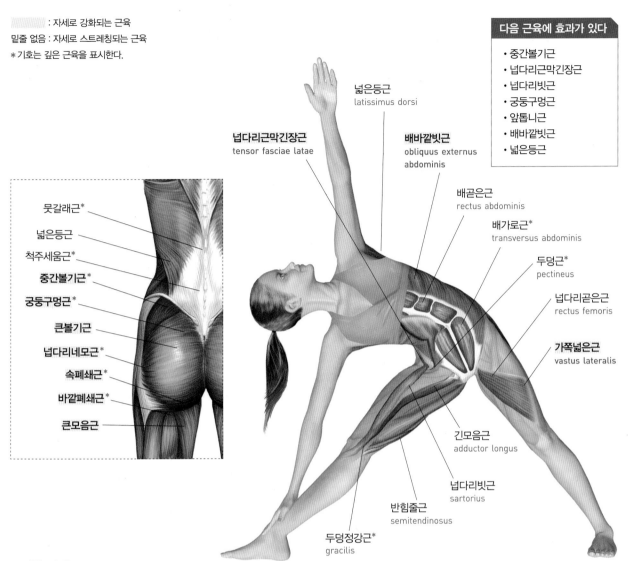

넓은등근
latissimus dorsi

넙다리근막긴장근
tensor fasciae latae

배바깥빗근
obliquus externus
abdominis

배곧은근
rectus abdominis

배가로근＊
transversus abdominis

두덩근＊
pectineus

넙다리곧은근
rectus femoris

가쪽넓은근
vastus lateralis

긴모음근
adductor longus

넙다리빗근
sartorius

반힘줄근
semitendinosus

두덩정강근＊
gracilis

뭇갈래근＊

넓은등근

척주세움근＊

중간볼기근＊

궁둥구멍근＊

큰볼기근

넙다리네모근＊

속폐쇄근＊

바깥폐쇄근＊

큰모음근

다음 근육에 효과가 있다
• 중간볼기근
• 넙다리근막긴장근
• 넙다리빗근
• 궁둥구멍근
• 앞톱니근
• 배바깥빗근
• 넓은등근

변형 자세

확장된 삼각 자세(웃티타 트리코나아사나)는 삼각 자세와 매우 비슷하다. 다만 다리를 더욱 넓게 벌리고 손은 뻗은 발 바깥쪽 바닥에 둔다.

바른 자세 코치

• 앞으로 뻗은 다리의 무릎을 단단하게 하고 발, 종아리, 허벅지와 일직선 위에 놓이게 한다.

• 균형을 잡기 어려우면 뒷발 뒤꿈치를 벽에 댄다.

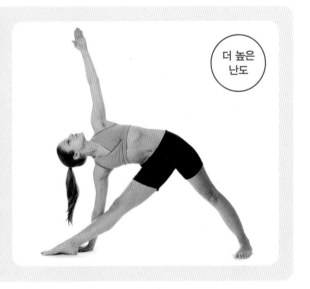

더 높은 난도

회전 삼각 자세

파리브르타 트리코나아사나 *Parivrtta Trikonasana* / 수준 ★★★☆☆

산스크리트어 풀이

- Parivrtta Trikonasana
  파리브르타 트리코나아사나
- parivrtta = 회전하다
- trikona = 세 각, 삼각형

효과

- 하체 근력 강화
- 사타구니, 햄스트링, 엉덩이 스트레칭
- 가슴, 어깨 확장
- 내부 장기 정화

금지

- 저혈압
- 편두통
- 설사
- 불면증

1 산 자세(타다아사나, 34쪽)에서 시작한다. 숨을 내쉬며, 가볍게 점프하거나 걸어서 양발을 1미터 정도 벌린다.

2 두 팔을 양쪽으로 벌려 바닥과 평행하게 든다. 어깨뼈를 넓게 펼치고 손바닥은 아래로 향하게 한다. 왼발을 오른쪽으로 45~60도 돌리고 오른발은 오른쪽으로 90도 돌린다. 양 발뒤꿈치를 동일 선상에 둔다. 넓적다리에 힘을 주고, 오른쪽 넓적다리를 바깥으로 돌려 오른쪽 무릎뼈의 중앙이 오른쪽 발목의 중앙과 정렬하도록 한다.

3 숨을 내쉬며, 상체를 오른쪽으로 돌린다. 골반의 정면이 매트의 전방을 향하도록 한다. 왼발 뒤꿈치를 바닥에 단단히 고정한 채 왼쪽 엉덩이를 오른쪽으로 돌린다. 숨을 들이쉰다.

4 숨을 내쉬며, 상체를 오른쪽으로 더 깊이 돌리고 앞쪽에 있는 다리 위로 몸을 숙인다. 왼손을 아래로 뻗어 오른발 옆 바닥을 짚는다. 왼쪽 골반이 바닥으로 약간 기울어져도 된다.

5 고개를 돌려 위에 있는 손의 엄지손가락을 응시한다. 양쪽 어깨뼈를 더욱 넓게 펼치고, 팔은 등을 누르는 듯한 느낌으로 상체에서 멀리 뻗는다. 체중의 대부분을 뒷발의 뒤꿈치와 앞에 있는 손에 싣는다.

6 30초에서 1분간 자세를 유지한다. 숨을 내쉬며, 돌렸던 몸을 풀어 제자리로 돌아온다. 숨을 들이쉬며, 상체를 세운다. 다리의 위치를 바꿔서 반대쪽으로 몸을 돌린 후, 같은 시간 동안 수행한다.

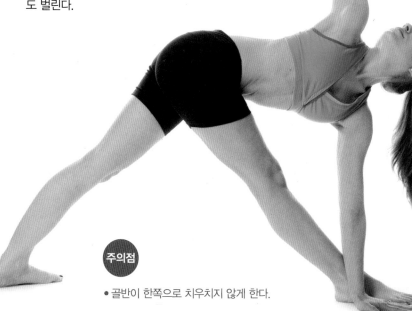

주의점

- 골반이 한쪽으로 치우치지 않게 한다.

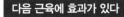

: 자세로 강화되는 근육

밑줄 없음 : 자세로 스트레칭되는 근육

＊기호는 깊은 근육을 표시한다.

다음 근육에 효과가 있다

• 넙다리곧은근
• 넙다리두갈래근
• 큰볼기근
• 중간볼기근
• 배속빗근
• 배바깥빗근
• 넓은등근
• 척주세움근

바른 자세 코치

● 골반의 중립을 유지하고 골반이 바닥과 평행을 이루게 한다.

● 초보자는 위의 손을 응시하는 대신에 머리를 중립 위치에 두고 정면을 응시하거나, 고개를 돌려 바닥을 본다.

● 골반이 한쪽으로 밀리거나 어깨 쪽으로 과하게 치우쳐 있다고 느끼면 오른쪽 허벅지를 왼쪽으로 강하게 밀고 오른쪽 골반의 긴장을 풀어 오른쪽 어깨에서 멀어지도록 한다.

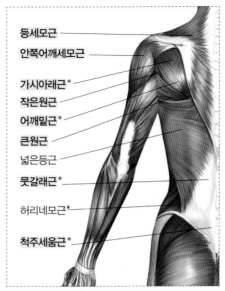

등세모근

안쪽어깨세모근

가시아래근＊

작은원근

어깨밑근＊

큰원근

넓은등근

뭇갈래근＊

허리네모근＊

척주세움근＊

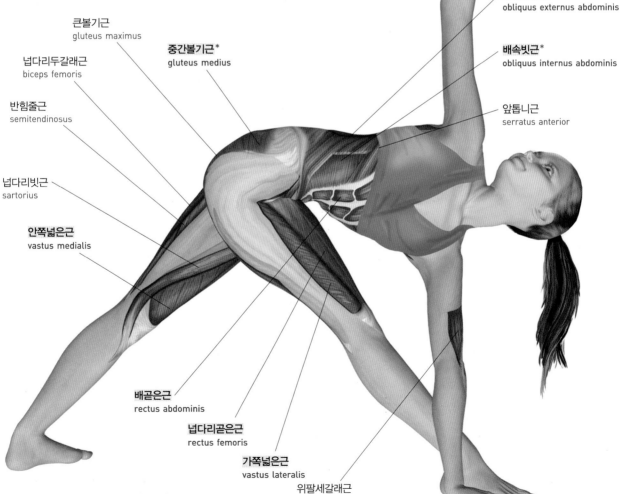

배바깥빗근
obliquus externus abdominis

배속빗근＊
obliquus internus abdominis

앞톱니근
serratus anterior

큰볼기근
gluteus maximus

중간볼기근＊
gluteus medius

넙다리두갈래근
biceps femoris

반힘줄근
semitendinosus

넙다리빗근
sartorius

안쪽넓은근
vastus medialis

배곧은근
rectus abdominis

넙다리곧은근
rectus femoris

가쪽넓은근
vastus lateralis

위팔세갈래근
triceps brachii

47

반달 자세

아르다 찬드라아사나 *Ardha Chandrasana* / 수준 ★★★☆☆

산스크리트어 풀이

- Ardha Chandrasana 아르다 찬드라아사나
- ardha = 반
- chandra = 달, 반짝이는, 빛나는

효과

- 척추, 복근, 발목, 넓적다리 근육, 엉덩이 근육 강화
- 사타구니, 햄스트링, 종아리, 어깨, 가슴, 척추 스트레칭
- 균형 감각 향상
- 스트레스 완화
- 소화 촉진

금지

- 두통
- 설사
- 저혈압

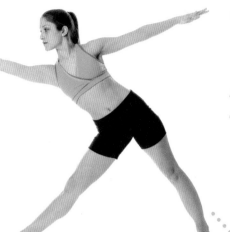

1 삼각 자세(트리코나아사나, 44쪽)를 오른쪽으로 취하고 왼손을 왼쪽 골반 위에 둔다.

2 오른쪽 무릎을 살짝 굽힌 상태에서 숨을 들이쉬고, 왼발을 15~30센티미터 앞으로 움직인다. 동시에 오른손을 최소한 30센티미터 앞까지 오른발의 새끼발가락을 지나도록 쭉 뻗는다.

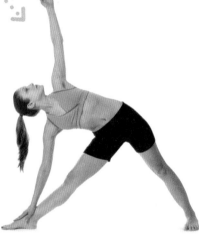

3 숨을 내쉬면서, 오른손과 오른발로 바닥을 강하게 누른다. 오른쪽 다리를 펴는 동시에 왼쪽 다리를 들어 올려 바닥과 평행하도록 한다.

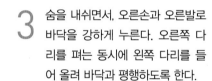

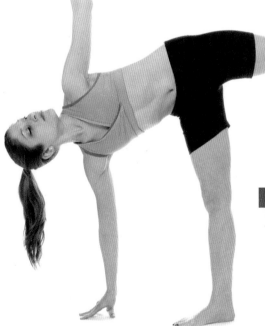

바른 자세 코치

- 올린 다리는 힘 있게 유지하며, 골반에서부터 발뒤꿈치 쪽으로 길게 늘인다.

4 왼쪽 골반을 약간 앞으로 옮기면서 상체를 왼쪽으로 돌린다. 체중의 대부분을 서 있는 다리에 싣는다. 오른손으로 바닥을 가볍게 누르면서 균형을 잡는다.

5 30초에서 1분간 자세를 유지한다. 숨을 내쉬며, 들었던 다리를 바닥으로 내리고 삼각 자세(트리코나아사나)로 돌아온다. 반대쪽으로도 수행한다. 왼쪽 다리를 살짝 굽힌 자세에서 시작한다.

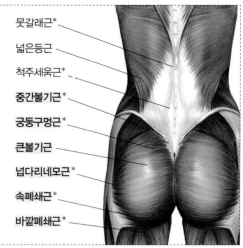

: 자세로 강화되는 근육
밑줄 없음 : 자세로 스트레칭되는 근육
＊기호는 깊은 근육을 표시한다.

주의점

- 서 있는 다리의 무릎 관절을 펼 때 과도하게 힘을 주지 않는다.
- 서 있는 다리의 무릎뼈가 안쪽으로 돌아가지 않도록 한다. 무릎뼈는 발끝과 같은 방향을 향해야 한다.

다음 근육에 효과가 있다

- 넓은등근
- 배속빗근
- 배바깥빗근
- 앞톱니근
- 배가로근
- 배곧은근
- 안쪽넓은근
- 넙다리두갈래근

뭇갈래근＊
넓은등근
척주세움근＊
중간볼기근＊
궁둥구멍근＊
큰볼기근
넙다리네모근＊
속폐쇄근＊
바깥폐쇄근＊

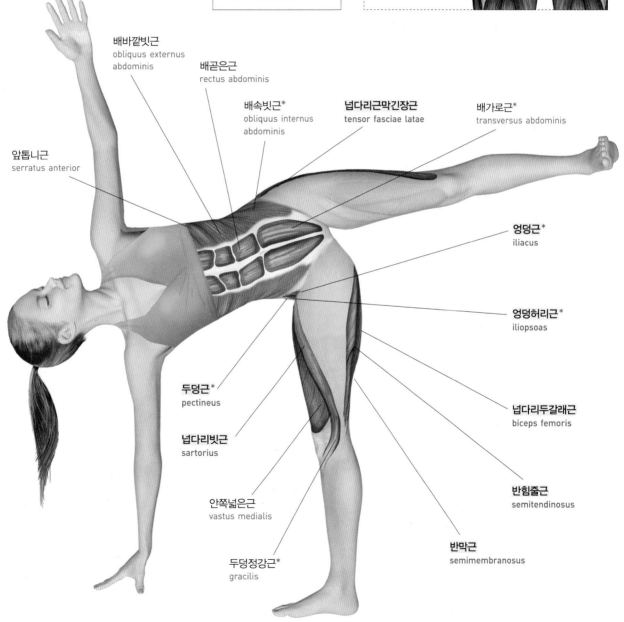

배바깥빗근
obliquus externus
abdominis

배곧은근
rectus abdominis

배속빗근＊
obliquus internus
abdominis

넙다리근막긴장근
tensor fasciae latae

배가로근＊
transversus abdominis

앞톱니근
serratus anterior

엉덩근＊
iliacus

엉덩허리근＊
iliopsoas

두덩근＊
pectineus

넙다리두갈래근
biceps femoris

넙다리빗근
sartorius

안쪽넓은근
vastus medialis

반힘줄근
semitendinosus

두덩정강근＊
gracilis

반막근
semimembranosus

발 잡고 서기 자세

웃티타 하스타 파당구쉬타아사나 *Utthita Hasta Padangusthasana* / 수준 ★★★☆☆

- Utthita Hasta Padangusthasana
  웃티타 하스타 파당구쉬타아사나
- utthita = 확장된
- hasta = 손
- padangustha = 엄지발가락

효과
- 다리 근육과 발목 강화
- 다리 뒤쪽 스트레칭
- 균형 감각 향상

금지
- 발목 부상
- 허리 부상

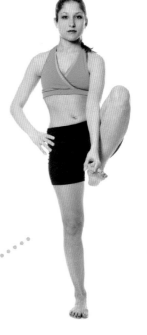

1 산 자세(타다아사나, 34쪽)에서 시작한다. 체중을 오른발에 싣는다. 오른 발바닥과 발가락의 모든 모서리를 바닥에 대어 발을 단단히 고정한다.

2 골반의 중립을 맞추고 골반이 정면을 향하게 한 후, 왼쪽 무릎을 살짝 굽히면서 왼쪽 다리를 가슴 앞으로 든다. 왼손의 집게손가락과 가운뎃손가락으로 왼발 엄지발가락을 걸어 잡는다. 오른손을 오른쪽 골반 위에 둔다.

3 숨을 내쉬며, 왼쪽 다리를 앞으로 뻗는다. 발을 안쪽으로 당기고 뻗은 다리가 상체와 동일 선상에 오도록 한다.

4 자신의 몸 길이 정도 앞 바닥의 한 점을 응시한다. 발가락을 몸쪽으로 당긴다. 30초간 자세를 유지한다.

5 숨을 내쉬며, 발을 바닥으로 내린다. 반대쪽으로도 수행한다.

바른 자세 코치
- 다리를 들고 있을 때도 골반이 정면을 향하도록 하여 골반의 중립을 유지한다.
- 복장뼈와 두덩뼈 사이에 최대한 많은 공간을 유지하여 상체를 길게 확장한다.

주의점
- 들고 있는 다리의 골반을 가슴 쪽으로 들어 올리면 골반의 균형이 무너지므로 주의한다.

다음 근육에 효과가 있다
• 넙다리곧은근	• 반막근
• 가쪽넓은근	• 허리네모근
• 안쪽넓은근	• 궁둥구멍근
• 원엎침근	• 위쌍둥이근
• 노쪽손목굽힘근	• 아래쌍둥이근
• 긴손바닥근	• 앞정강근
• 넙다리두갈래근	• 두덩정강근
• 반힘줄근	• 큰볼기근

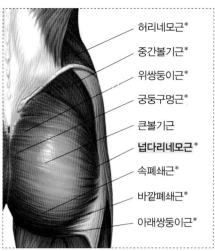

허리네모근＊
중간볼기근＊
위쌍둥이근＊
궁둥구멍근＊
큰볼기근
넙다리네모근＊
속폐쇄근＊
바깥폐쇄근＊
아래쌍둥이근＊

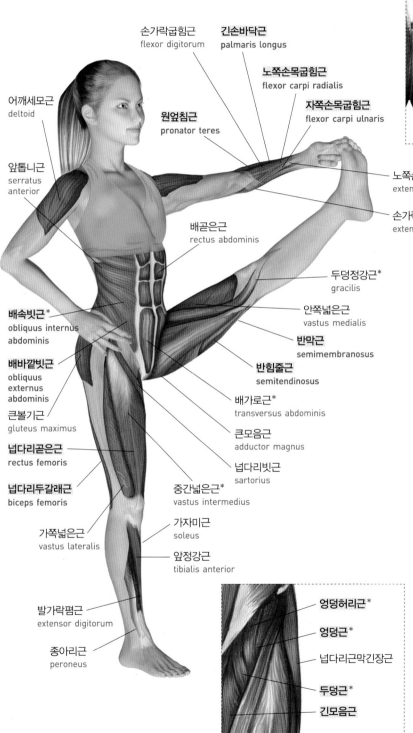

손가락굽힘근
flexor digitorum

긴손바닥근
palmaris longus

노쪽손목굽힘근
flexor carpi radialis

자쪽손목굽힘근
flexor carpi ulnaris

어깨세모근
deltoid

원엎침근
pronator teres

앞톱니근
serratus
anterior

노쪽손목폄근
extensor carpi radialis

손가락폄근
extensor digitorum

배곧은근
rectus abdominis

두덩정강근＊
gracilis

안쪽넓은근
vastus medialis

반막근
semimembranosus

반힘줄근
semitendinosus

배가로근＊
transversus abdominis

큰모음근
adductor magnus

넙다리빗근
sartorius

중간넓은근＊
vastus intermedius

가자미근
soleus

앞정강근
tibialis anterior

배속빗근＊
obliquus internus
abdominis

배바깥빗근
obliquus
externus
abdominis

큰볼기근
gluteus maximus

넙다리곧은근
rectus femoris

넙다리두갈래근
biceps femoris

가쪽넓은근
vastus lateralis

발가락폄근
extensor digitorum

종아리근
peroneus

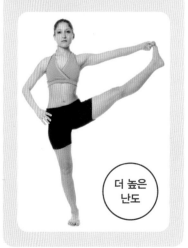

엉덩허리근＊
엉덩근＊
넙다리근막긴장근
두덩근＊
긴모음근

변형 자세

1번에서 4번까지의 단계를 따라 한다.
들이쉬는 숨에, 왼쪽 엄지발가락을 손
가락에 건 상태를 유지하며 왼쪽 다리
를 크게 돌려 몸통 옆으로 보낸다. 숨
을 고르게 쉬면서 30초간 자세를 유
지한다. 숨을 들이쉬며, 왼쪽 다리를
몸의 중앙으로 되돌린다. 숨을 내쉬
며, 발을 바닥으로 내린다. 반대쪽으
로도 반복한다.

더 높은
난도

로우 런지 자세

안자네야아사나 *Anjaneyasana* / 수준 ★☆☆☆☆

- Anjaneyasana 안자네야아사나
- Anjaneya = 머리에 초승달을 지녔다고 알려진 힌두 신 하누만의 이름이다.
- 초승달 자세, 찢은 다리 자세, 무릎 내린 런지 자세로도 알려져 있다.

효과
- 궁둥신경통 완화
- 엉덩관절 벌림근 탄력 개선
- 팔 근육과 어깨 강화
- 무릎 주변의 근육, 힘줄, 인대 스트레칭

금지
- 심장 질환

1 견상 자세(아도 무카 스바나아사나, 24쪽)에서 시작한다. 숨을 내쉬며, 오른발을 양손 사이에 두고 오른쪽 무릎과 발뒤꿈치가 일직선을 이루도록 한다.

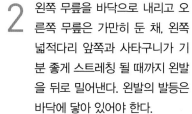

2 왼쪽 무릎을 바닥으로 내리고 오른쪽 무릎은 가만히 둔 채, 왼쪽 넓적다리 앞쪽과 사타구니가 기분 좋게 스트레칭 될 때까지 왼발을 뒤로 밀어낸다. 왼발의 발등은 바닥에 닿아 있어야 한다.

3 숨을 들이쉬며, 상체를 곧게 세운다. 동시에 양팔을 몸 옆으로 벌렸다가 천장 쪽으로 올린다. 꼬리뼈를 바닥 쪽으로 내리고 두덩뼈는 배꼽 쪽으로 끌어올린다.

바른 자세 코치

- 내린 무릎이 불편하다면 무릎 아래를 접은 담요로 받친다.

주의점

- 무릎이 안쪽이나 바깥쪽으로 치우치지 않고 정면을 향해야 한다.

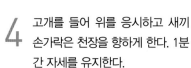

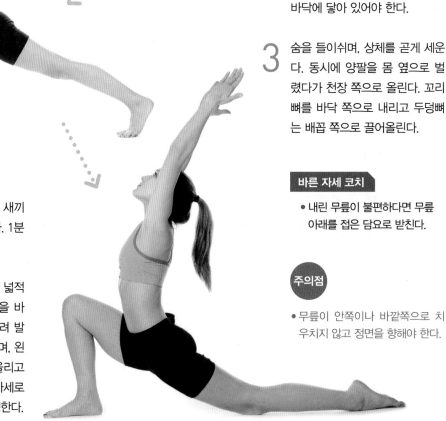

4 고개를 들어 위를 응시하고 새끼손가락은 천장을 향하게 한다. 1분간 자세를 유지한다.

5 숨을 내쉬며, 상체를 오른쪽 넓적다리 방향으로 접는다. 양손을 바닥에 놓고 발가락을 들어 올려 발로 바닥을 누른다. 숨을 내쉬며, 왼쪽 무릎을 바닥에서 들어 올리고 오른발을 뒤로 옮겨 견상 자세로 돌아온다. 반대쪽으로도 수행한다.

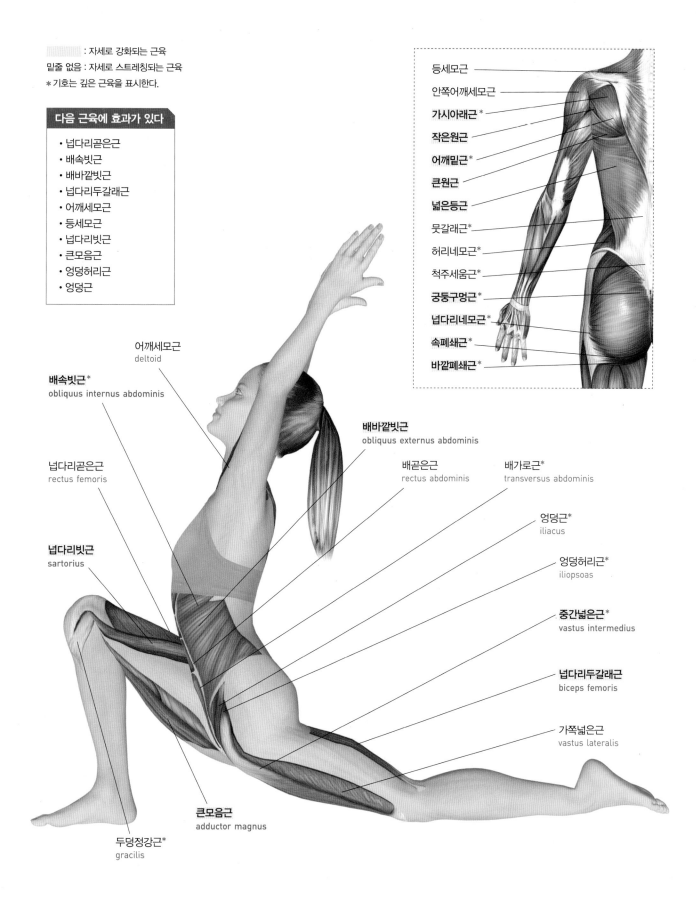

: 자세로 강화되는 근육
밑줄 없음 : 자세로 스트레칭되는 근육
＊기호는 깊은 근육을 표시한다.

다음 근육에 효과가 있다

- 넙다리곧은근
- 배속빗근
- 배바깥빗근
- 넙다리두갈래근
- 어깨세모근
- 등세모근
- 넙다리빗근
- 큰모음근
- 엉덩허리근
- 엉덩근

등세모근
안쪽어깨세모근
가시아래근＊
작은원근
어깨밑근＊
큰원근
넓은등근
뭇갈래근＊
허리네모근＊
척주세움근＊
궁둥구멍근＊
넙다리네모근＊
속폐쇄근＊
바깥폐쇄근＊

어깨세모근
deltoid

배속빗근＊
obliquus internus abdominis

넙다리곧은근
rectus femoris

넙다리빗근
sartorius

배바깥빗근
obliquus externus abdominis

배곧은근
rectus abdominis

배가로근＊
transversus abdominis

엉덩근＊
iliacus

엉덩허리근＊
iliopsoas

중간넓은근＊
vastus intermedius

넙다리두갈래근
biceps femoris

가쪽넓은근
vastus lateralis

큰모음근
adductor magnus

두덩정강근＊
gracilis

53

하이 런지 자세

수준 ★★★☆☆

산스크리트어 풀이

- 하이 런지 자세는 산스크리트어 이름이 없다.
- 간혹 '기마 자세' 또는 '아쉬바 산차라나아사나'(Ashva Sanchalanasana)라고도 불린다.

효과

- 팔·다리 근육 강화
- 샅타구니 스트레칭
- 변비 해소

금지

- 팔 부상
- 어깨 부상
- 골반 부상
- 저혈압 또는 고혈압
- 심한 두통

1 산 자세(타다아사나, 34쪽)로 서서 숨을 깊게 들이쉰다. 내쉬는 숨에, 왼쪽 다리와 골반의 정렬을 유지하며 왼쪽 다리를 천천히 뒤로 밀기 시작한다. 움직이는 동안 왼 발가락 아랫부분이 바닥에서 떨어지지 않도록 한다.

바른 자세 코치

- 어깨와 상체의 바른 위치를 유지하여 척추를 길게 늘인다.

주의점

- 뒤에 위치한 무릎이 바닥 쪽으로 힘없이 떨어지지 않도록 한다.

2 왼발을 뒤로 더 멀리 보내면서 오른쪽 무릎을 굽히고 무릎이 발목 위에 오도록 한다.

3 손바닥이나 손끝을 오른발 양쪽 옆 바닥에 댄 후, 지그시 바닥을 눌러 상체와 머리의 위치를 바로 잡는다.

4 머리를 들어 정면을 응시한다. 상체를 앞으로 약간 기울이고 어깨는 부드럽게 뒤로 돌려 편안하게 내려놓는다.

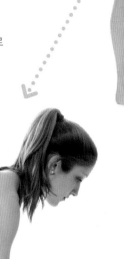

5 왼 발끝으로 바닥을 깊게 누르면서 넓적다리 근육에 힘을 주어 왼쪽 다리를 곧게 뻗는다.

6 5초에서 6초간 자세를 유지한다. 천천히 산 자세로 돌아오고 반대쪽으로도 수행한다.

: 자세로 강화되는 근육

밑줄 없음 : 자세로 스트레칭되는 근육

＊기호는 깊은 근육을 표시한다.

다음 근육에 효과가 있다

- 넙다리두갈래근
- 긴모음근
- 큰모음근
- 상반지근
- 뒤정강근
- 엉덩허리근
- 넙다리두갈래근
- 넙다리곧은근

두덩근*
pectineus

중간볼기근*
gluteus medius

엉덩허리근*
iliopsoas

넙다리근막긴장근
tensor fasciae latae

널판근*
splenius

큰볼기근
gluteus maximus

어깨올림근*
levator scapulae

중간넓은근*
vastus intermedius

등세모근
trapezius

엉덩정강근막띠
iliotibial tract

넙다리곧은근
rectus femoris

가쪽넓은근
vastus lateralis

넙다리두갈래근
biceps femoris

장딴지빗근
plantaris

장딴지근
gastrocnemius

가자미근
soleus

반힘줄근
semitendinosus

뒤정강근*
tibialis posterior

긴모음근
adductor longus

엄지발가락굽힘근*
flexor hallucis

큰모음근
adductor magnus

반막근
semimembranosus

55

전사 I 자세

비라바드라아사나 I *Virabhadrasana I* / 수준 ★☆☆☆☆

산스크리트어 풀이

- Virabhadrasana I 비라바드라아사나 I
- Virabhadra = 용맹한 전사의 이름
- '비라바드라의 자세'라고도 알려져 있다.

효과

- 팔 근육, 어깨, 넓적다리 근육, 발목, 등 근육 강화
- 엉덩관절 굽힘근, 복부, 발목 스트레칭
- 가슴, 폐, 어깨 확장
- 지구력 향상
- 균형 감각 향상

금지

- 심장 질환
- 고혈압
- 어깨 부상

바른 자세 코치

- 무릎을 안정시키려면 발가락보다는 발뒤꿈치에 더 많은 체중을 싣는다.
- 초보자는 균형을 쉽게 잡기 위해 두 발의 간격을 약간 좁힌다. 앞에 있는 무릎은 발뒤꿈치 바로 위에 위치해야 한다.

주의점

- 체중이 앞으로 지나치게 실려서 무릎이 발가락 위에 위치하면 안 된다.
- 골반이 한쪽으로 빠지지 않도록 한다.

1 산 자세(타다아사나, 34쪽)에서 시작한다. 숨을 내쉬며, 왼발을 100~120센티미터 정도 뒤로 보낸다. 왼발 뒤꿈치와 오른발 뒤꿈치를 동일 선상에 둔 후, 왼발은 바깥쪽으로 45도 돌리고 오른발은 정면을 향하게 한다. 양쪽 골반뼈가 매트의 앞면과 평행을 이루어야 한다.

2 숨을 들이쉬며, 양팔을 천장 쪽으로 뻗어 올린다. 양팔은 어깨너비로 벌리고 평행을 유지한다. 어깨뼈를 등 위에 견고하게 내리고, 꼬리뼈를 바닥 쪽으로 길게 늘인다.

3 숨을 내쉬며, 복부를 수축하고 꼬리뼈를 아래로 밀어 넣는다. 왼발 뒤꿈치가 바닥에 단단히 고정된 상태에서 숨을 내쉬며, 오른쪽 무릎을 천천히 굽혀 무릎이 발뒤꿈치 위에 오도록 한다. 오른쪽 정강이는 바닥과 직각을, 허벅지는 평행을 이루게 한다.

4 머리는 중립을 유지하고 시선은 정면을 보거나 위로 들어 엄지손가락을 응시한다. 30초에서 1분간 자세를 유지한다.

5 올라오려면 들이쉬는 숨에, 뒤에 위치한 발뒤꿈치를 강하게 바닥으로 누르고 팔을 강하게 뻗으며 오른쪽 무릎을 편다. 내쉬는 숨에, 발을 정면으로 돌리면서 팔을 내린다. 잠시 호흡을 고르고 반대쪽으로도 수행한다.

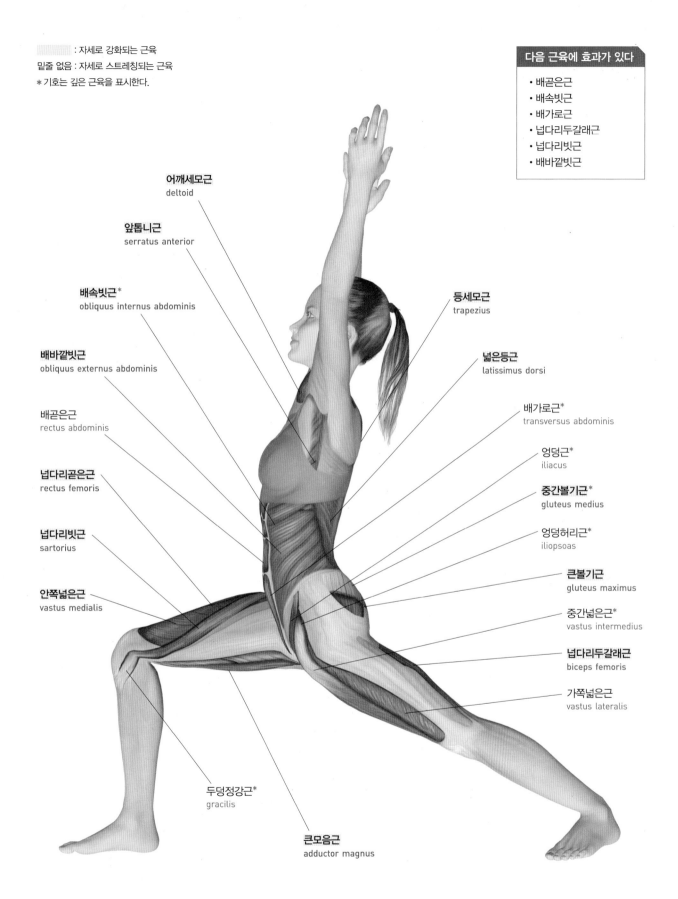

: 자세로 강화되는 근육
밑줄 없음 : 자세로 스트레칭되는 근육
＊기호는 깊은 근육을 표시한다.

어깨세모근
deltoid

앞톱니근
serratus anterior

배속빗근＊
obliquus internus abdominis

배바깥빗근
obliquus externus abdominis

배곧은근
rectus abdominis

넙다리곧은근
rectus femoris

넙다리빗근
sartorius

안쪽넓은근
vastus medialis

두덩정강근＊
gracilis

큰모음근
adductor magnus

등세모근
trapezius

넓은등근
latissimus dorsi

배가로근＊
transversus abdominis

엉덩근＊
iliacus

중간볼기근＊
gluteus medius

엉덩허리근＊
iliopsoas

큰볼기근
gluteus maximus

중간넓은근＊
vastus intermedius

넙다리두갈래근
biceps femoris

가쪽넓은근
vastus lateralis

전사 II 자세

비라바드라아사나 II Virabhadrasana II / 수준 ★☆☆☆☆

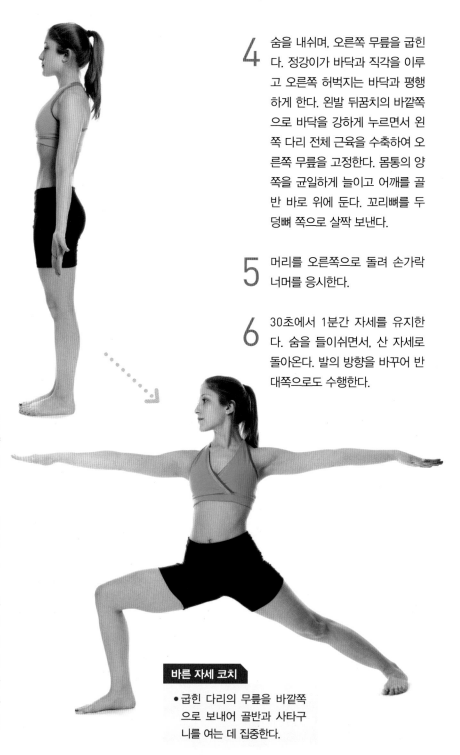

산스크리트어 풀이
- Virabhadrasana II 비라바드라아사나 II
- Virabhadra = 용맹한 전사의 이름

효과
- 다리 근육과 발목 강화
- 다리, 발목, 사타구니, 가슴, 어깨 스트레칭
- 소화 촉진
- 지구력 향상
- 등 통증 완화
- 손목굴증후근 완화
- 궁둥신경통 완화

금지
- 설사
- 고혈압
- 목 관련 이상

1 산 자세(타다아사나, 34쪽)에서 시작한다. 숨을 내쉬며, 두 발을 양쪽으로 벌려 100~120센티미터 정도 간격을 둔다.

2 양팔을 옆으로 들어 바닥과 평행이 되게 한다. 어깨뼈를 넓게 펼치고, 손바닥은 바닥을 향하게 한다.

3 왼발은 약간 오른쪽으로 돌리고 오른발은 오른쪽으로 90도 돌린다. 왼발 뒤꿈치와 오른발 뒤꿈치를 동일 선상에 둔다. 양쪽 넓적다리에 힘을 주고 오른쪽 넓적다리를 오른쪽으로 돌린다. 오른쪽 무릎뼈의 중앙을 오른쪽 발목의 중앙과 정렬시킨다.

4 숨을 내쉬며, 오른쪽 무릎을 굽힌다. 정강이가 바닥과 직각을 이루고 오른쪽 허벅지는 바닥과 평행하게 한다. 왼발 뒤꿈치의 바깥쪽으로 바닥을 강하게 누르면서 왼쪽 다리 전체 근육을 수축하여 오른쪽 무릎을 고정한다. 몸통의 양쪽을 균일하게 늘이고 어깨를 골반 바로 위에 둔다. 꼬리뼈를 두덩뼈 쪽으로 살짝 보낸다.

5 머리를 오른쪽으로 돌려 손가락 너머를 응시한다.

6 30초에서 1분간 자세를 유지한다. 숨을 들이쉬면서, 산 자세로 돌아온다. 발의 방향을 바꾸어 반대쪽으로도 수행한다.

바른 자세 코치
- 굽힌 다리의 무릎을 바깥쪽으로 보내어 골반과 사타구니를 여는 데 집중한다.

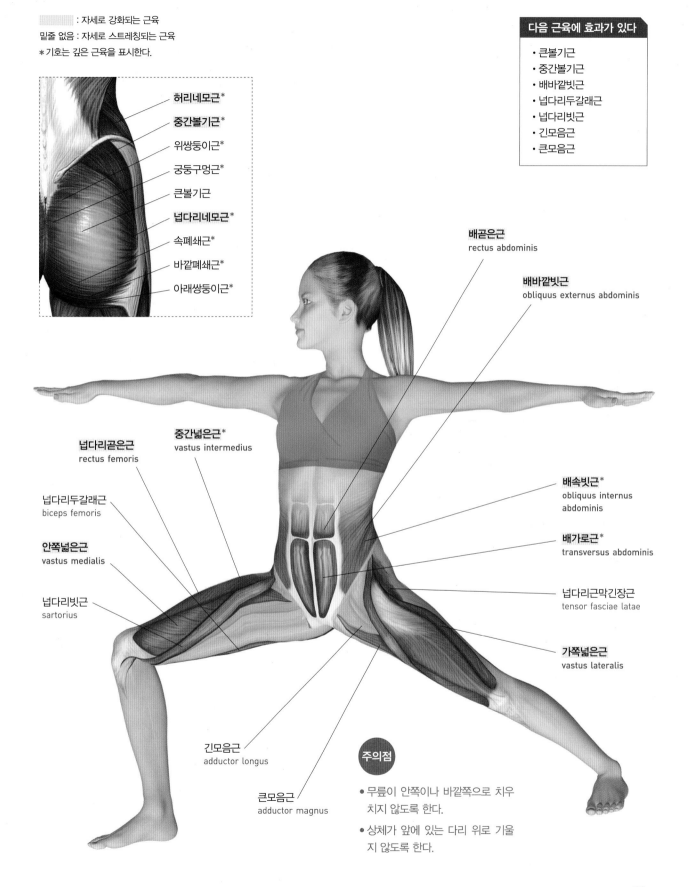

: 자세로 강화되는 근육

밑줄 없음 : 자세로 스트레칭되는 근육

＊기호는 깊은 근육을 표시한다.

다음 근육에 효과가 있다

- 큰볼기근
- 중간볼기근
- 배바깥빗근
- 넙다리두갈래근
- 넙다리빗근
- 긴모음근
- 큰모음근

허리네모근＊

중간볼기근＊

위쌍둥이근＊

궁둥구멍근＊

큰볼기근

넙다리네모근＊

속폐쇄근＊

바깥폐쇄근＊

아래쌍둥이근＊

배곧은근
rectus abdominis

배바깥빗근
obliquus externus abdominis

넙다리곧은근
rectus femoris

중간넓은근＊
vastus intermedius

넙다리두갈래근
biceps femoris

배속빗근＊
obliquus internus
abdominis

안쪽넓은근
vastus medialis

배가로근＊
transversus abdominis

넙다리빗근
sartorius

넙다리근막긴장근
tensor fasciae latae

가쪽넓은근
vastus lateralis

긴모음근
adductor longus

큰모음근
adductor magnus

주의점

- 무릎이 안쪽이나 바깥쪽으로 치우 치지 않도록 한다.
- 상체가 앞에 있는 다리 위로 기울 지 않도록 한다.

전사 III 자세

비라바드라아사나 III *Virabhadrasana III* / 수준 ★★★☆☆

- Virabhadrasana III 비라바드라사나 III
- Virabhadra = 용맹한 전사의 이름

효과

- 다리 근육, 발목, 어깨, 등 근육 강화
- 복부 탄력 개선
- 균형 감각 향상
- 자세 교정

금지

- 고혈압

주의점

- 골반이 한쪽으로 치우쳐 골반의 정렬이 비뚤어지지 않도록 한다.
- 목뒤를 수축시키지 않는다.

1 산 자세(타다아사나, 34쪽)에서 시작한다. 숨을 내쉬며, 왼발을 30센티미터 정도 앞에 딛는다. 체중을 모두 오른쪽 다리에 싣는다.

2 숨을 들이쉬며, 양팔을 머리 위로 든다. 양팔은 어깨너비로 벌린다.

3 내쉬는 숨에, 오른쪽 다리를 몸 뒤로 들어 올리며 골반에서부터 몸을 기울여 팔은 앞으로 보낸다. 상체가 바닥과 마주 보게 한다.

4 균형을 잡기 위해 바닥의 한 점을 응시한다. 오른발의 발가락부터 정수리를 지나 손가락 끝까지 몸을 일자로 만들어 전신을 길게 늘인다.

5 30초에서 1분간 자세를 유지한다.

6 들이쉬는 숨에, 오른쪽 다리를 바닥으로 보내며 팔을 머리 위로 든다. 두 발을 모아 산 자세로 돌아온다.

7 반대쪽으로도 수행한다.

바른 자세 코치

- 팔, 상체, 올린 다리를 바닥과 평행이 되게 한다.

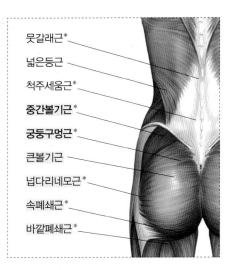

못갈래근＊
넓은등근
척주세움근＊
중간볼기근＊
궁둥구멍근＊
큰볼기근
넙다리네모근＊
속폐쇄근＊
바깥폐쇄근＊

다음 근육에 효과가 있다

- 배곧은근
- 배속빗근
- 배가로근
- 넙다리두갈래근
- 척주세움근
- 큰볼기근
- 뒤어깨세모근

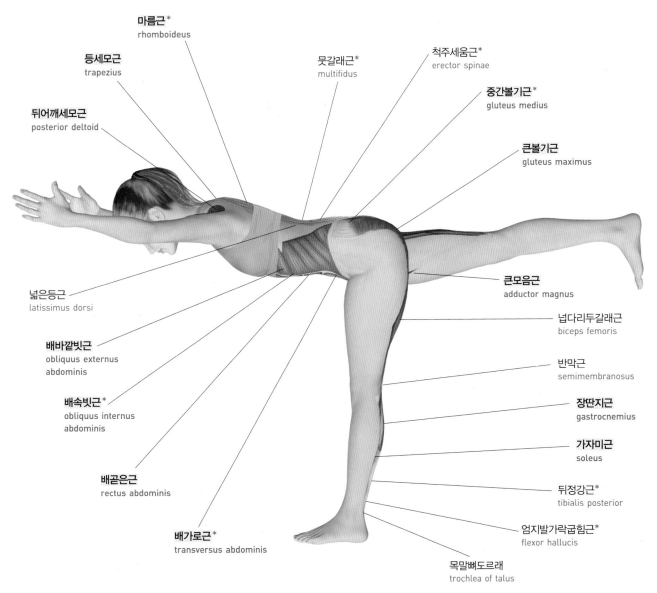

마름근＊
rhomboideus

등세모근
trapezius

못갈래근＊
multifidus

척주세움근＊
erector spinae

중간볼기근＊
gluteus medius

뒤어깨세모근
posterior deltoid

큰볼기근
gluteus maximus

넓은등근
latissimus dorsi

큰모음근
adductor magnus

배바깥빗근
obliquus externus
abdominis

넙다리두갈래근
biceps femoris

반막근
semimembranosus

배속빗근＊
obliquus internus
abdominis

장딴지근
gastrocnemius

가자미근
soleus

배곧은근
rectus abdominis

뒤정강근＊
tibialis posterior

엄지발가락굽힘근＊
flexor hallucis

배가로근＊
transversus abdominis

목말뼈도르래
trochlea of talus

61

옆으로 몸을 뻗는 자세

웃티타 파르스바코나아사나 *Utthita Parsvakonasana* / 수준 ★☆☆☆☆

1 전사 II 자세(비라바드라아사나 II, 58쪽)를 취한다. 오른쪽 다리는 굽히고, 왼쪽 다리는 몸 뒤로 길게 뻗고 양팔은 바닥과 평행이 되게 양쪽으로 벌린 상태로 시작한다.

2 왼발 뒤꿈치를 바닥에 고정한다. 오른쪽 무릎이 발목 바로 위에 위치하여 정강이가 바닥과 직각을 이루어야 한다. 무릎 안쪽을 바깥쪽으로 밀어낸다. 오른쪽 넓적다리가 바닥과 평행을 이루어야 한다.

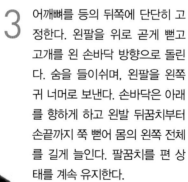

3 어깨뼈를 등의 뒤쪽에 단단히 고정한다. 왼팔을 위로 곧게 뻗고 고개를 왼 손바닥 방향으로 돌린다. 숨을 들이쉬며, 왼팔을 왼쪽 귀 너머로 보낸다. 손바닥은 아래를 향하게 하고 왼발 뒤꿈치부터 손끝까지 쭉 뻗어 몸의 왼쪽 전체를 길게 늘인다. 팔꿈치를 편 상태를 계속 유지한다.

5 왼발 뒤꿈치로 바닥을 깊이 누르면서 숨을 내쉬고, 상체의 오른쪽을 오른쪽 넓적다리 위에 내려놓는다. 오른 손끝 또는 손바닥으로 오른발 바깥쪽의 바닥을 누른다. 오른쪽 무릎으로 팔 안쪽을 밀어내고 꼬리뼈는 두덩뼈 쪽으로 보내어 엉덩이를 정면으로 살짝 민다.

6 30초에서 1분간 자세를 유지한다.

7 숨을 들이쉬며, 천천히 일어난다. 양쪽 발뒤꿈치로 바닥을 강하게 누르면서 왼팔을 천장 쪽으로 뻗으면 더 수월하게 일어날 수 있다. 발을 바꾸어 반대쪽으로도 수행한다.

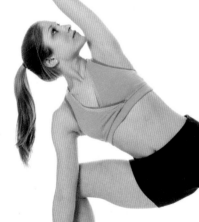

4 고개를 돌려 왼팔을 응시한다. 오른쪽 어깨를 귀에서 멀어지게 하고 오른쪽 상체를 최대한 길게 늘인다.

: 자세로 강화되는 근육

밑줄 없음 : 자세로 스트레칭되는 근육

＊기호는 깊은 근육을 표시한다.

바른 자세 코치

• 균형 잡기가 어려우면 뒤꿈치를 벽에 대고 수행한다.

• 손이 바닥에 닿지 않으면 오른손 아래 블록을 놓거나 팔꿈치를 접어 팔뚝을 오른쪽 넓적다리 위에 둔다. 이때 손바닥은 위를 향하게 하고 어깨가 귀에서 떨어지게 한다.

주의점

• 엉덩이가 힘없이 바닥으로 처지지 않게 한다. 앞쪽에 있는 넓적다리가 바닥과 평행을 유지하도록 힘을 주면 된다.

• 뒤로 뻗은 다리의 발뒤꿈치가 들리지 않도록 한다.

다음 근육에 효과가 있다

• 반힘줄근
• 반막근
• 배속빗근
• 배가로근
• 넙다리두갈래근
• 넙다리빗근
• 배바깥빗근
• 궁둥구멍근
• 두덩정강근
• 넙다리근막긴장근

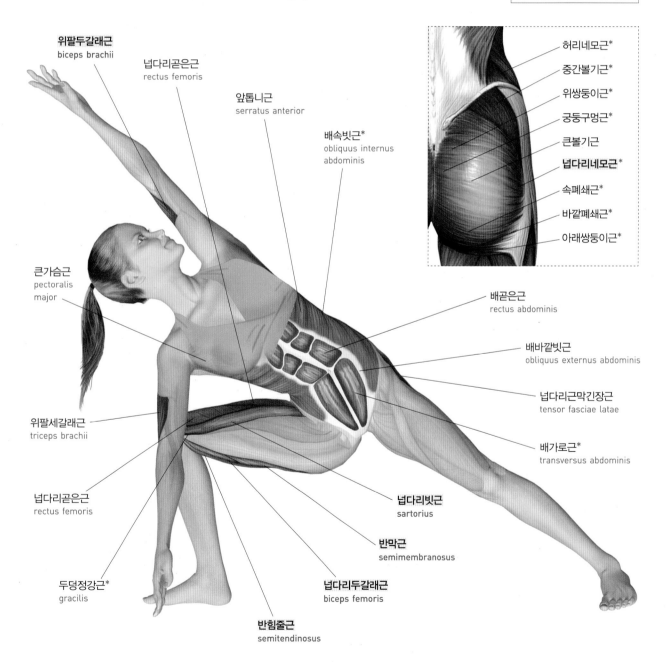

위팔두갈래근
biceps brachii

넙다리곧은근
rectus femoris

앞톱니근
serratus anterior

배속빗근*
obliquus internus abdominis

허리네모근*

중간볼기근*

위쌍둥이근*

궁둥구멍근*

큰볼기근

넙다리네모근*

속폐쇄근*

바깥폐쇄근*

아래쌍둥이근*

큰가슴근
pectoralis major

배곧은근
rectus abdominis

배바깥빗근
obliquus externus abdominis

넙다리근막긴장근
tensor fasciae latae

배가로근*
transversus abdominis

위팔세갈래근
triceps brachii

넙다리곧은근
rectus femoris

넙다리빗근
sartorius

반막근
semimembranosus

넙다리두갈래근
biceps femoris

두덩정강근*
gracilis

반힘줄근
semitendinosus

선 자세

산 자세 → 34쪽
타다아사나

- 등이 구부정하게 되지 않도록 한다.
- 어깨가 축 처지지 않도록 한다.

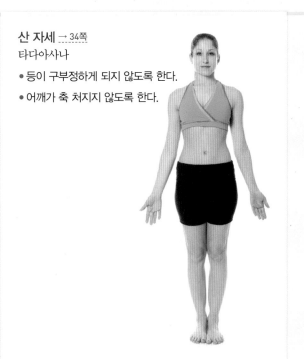

화환 자세 → 36쪽
말라아사나

- 몸을 앞으로 숙이지 않는다.
- 어깨를 떨구지 않는다.

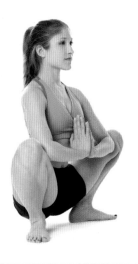

위로 경배하기 자세 → 38쪽
우르드바 하스타아사나

- 갈비뼈를 앞으로 너무 많이 내밀지 않도록 한다.

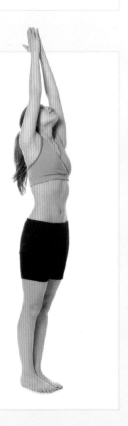

의자 자세 → 39쪽
웃카타아사나

- 허리를 둥글게 말지 않도록 한다.

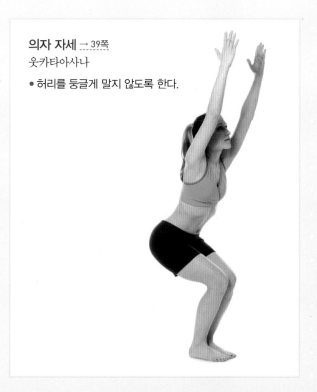

나무 자세 → 40쪽
브륵샤아사나

- 엉덩이가 뒤로 빠지지 않게 한다.
- 양쪽 골반이 앞을 향하게 한다.

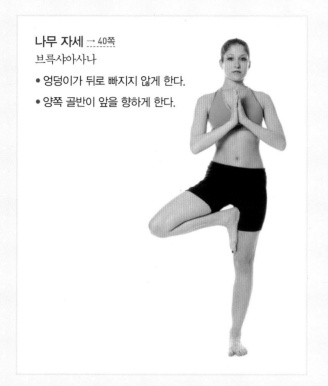

독수리 자세 → 42쪽
가루다아사나

- 골반이 흔들리지 않도록 한다.
- 골반이 매트의 앞쪽을 향하도록 한다.

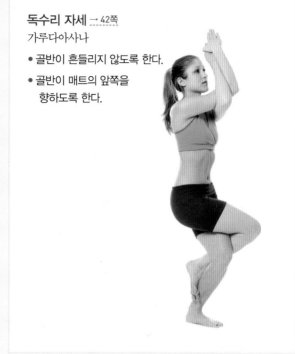

삼각 자세 → 44쪽
트리코나아사나

- 골반이 비틀리면 안 된다.

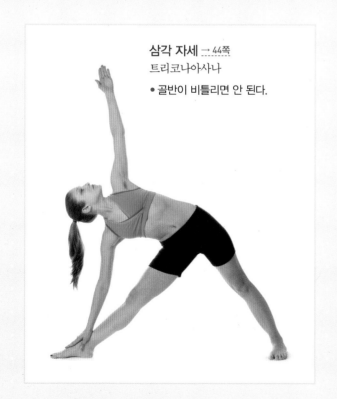

회전 삼각 자세 → 46쪽
파리브르타 트리코나아사나

- 골반이 한쪽으로 치우치지 않게 한다.

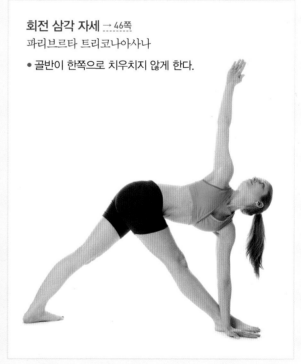

반달 자세 → 48쪽
아르다 찬드라아사나

- 서 있는 다리의 무릎 관절을 펼 때 과도하게 힘을 주지 않는다.
- 서 있는 다리의 무릎뼈가 안쪽으로 돌아가지 않도록 한다. 무릎뼈는 발끝과 같은 방향을 향해야 한다.

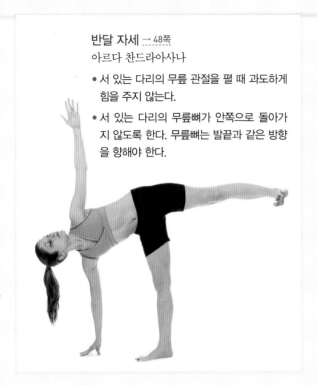

발 잡고 서기 자세 → 50쪽
웃티타 하스타 파당구쉬타아사나

- 들고 있는 다리의 골반을 가슴 쪽으로 들어 올리면 골반의 균형이 무너지므로 주의한다.

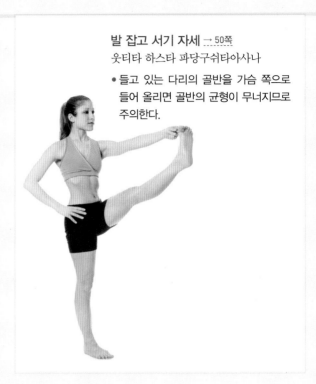

로우 런지 자세 → 52쪽
안자네야아사나

- 무릎이 안쪽이나 바깥쪽으로 치우치지 않고 정면을 향해야 한다.

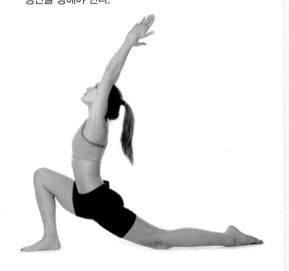

하이 런지 자세 → 54쪽

- 뒤에 위치한 무릎이 바닥 쪽으로 힘없이 떨어지지 않도록 한다.

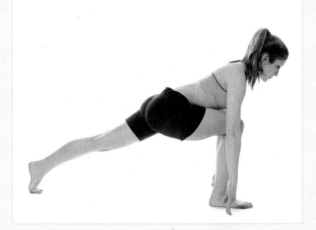

전사 I 자세 → 56쪽
비라바드라아사나 I

- 체중이 앞으로 지나치게 실려서 무릎이
  발가락 위에 위치하면 안 된다.
- 골반이 한쪽으로 빠지지
  않도록 한다.

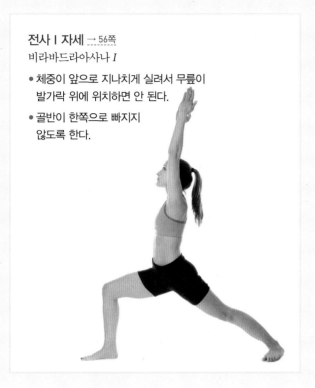

전사 II 자세 → 58쪽
비라바드라아사나 II

- 무릎이 안쪽이나 바깥쪽으로 치우치지 않도록 한다.
- 상체가 앞에 있는 다리 위로 기울지 않도록 한다.

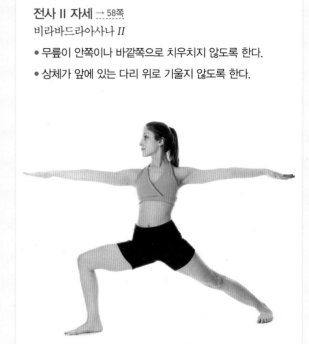

전사 III 자세 → 60쪽
비라바드라아사나 III

- 골반이 한쪽으로 치우쳐 골반의 정렬이
  비뚤어지지 않도록 한다.
- 목뒤를 수축시키지 않는다.

옆으로 몸을 뻗는 자세 → 62쪽
웃티타 파르스바코나아사나

- 엉덩이가 힘없이 바닥으로 처지지 않게 한다. 앞쪽에 있는
  넓적다리가 바닥과 평행을 유지하도록 힘을 주면 된다.
- 뒤로 뻗은 다리의 발뒤꿈치가 들리지 않도록 한다.

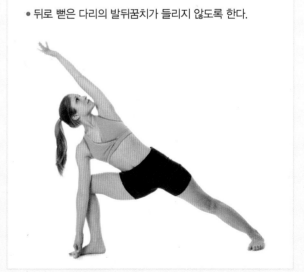

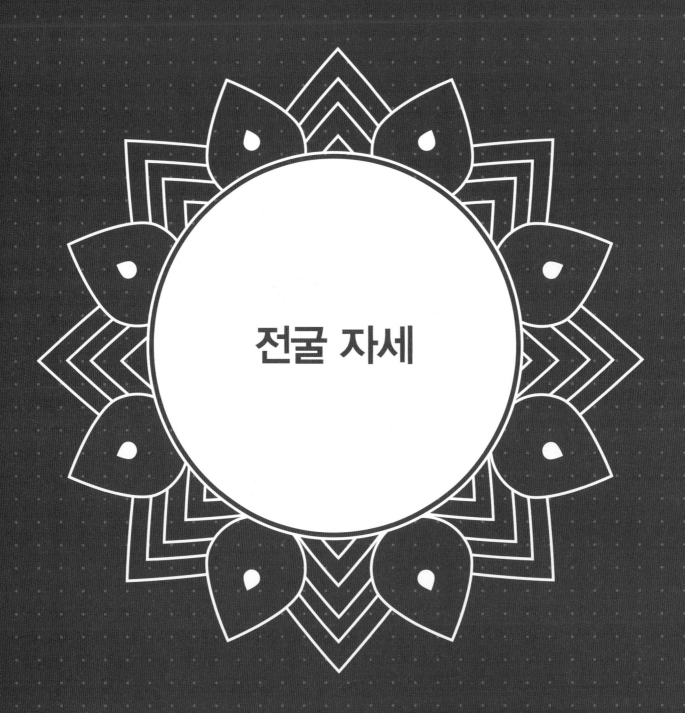

전굴 자세

전굴 자세는 다른 요가 동작에 비해 단순해 보일 수 있지만 다양한 형태로 수행할 수 있는 자세이다. 앉아서 하는 자세나 서서 하는 자세와 마찬가지로 다리를 앞뒤, 양옆으로 벌려서 하는 동작을 포함한다.

전굴 자세를 연습하면 신체 정렬 감각도 함께 키울 수 있다. 전굴 자세는 햄스트링과 몸 전체를 스트레칭하고 척추를 이완한다. 몸을 구부릴 때는 허리가 아닌 골반을 접는 것이 중요하다. 허리를 구부리면 움직임이 짧아지고 등에 무리를 줄 수 있기 때문이다. 등을 말지 않고 평평하게 펴서 몸을 접는다는 느낌으로 수행한다.

YOGA
ANATOMY

강한 옆구리 신장 자세

파르스보타나아사나 *Parsvottanasana* / 수준 ★★★☆☆

산스크리트어 풀이

- Parsvottanasana 파르스보타나아사나
- parsva = 측면 또는 옆구리
- ut = 강한
- tan = 늘이다 또는 펴다

효과

- 어깨, 척추, 햄스트링 스트레칭
- 하체 근력 강화
- 소화 촉진

금지

- 고혈압
- 등 부상

바른 자세 코치

- 어깨가 뻣뻣하여 역으로 하는 기도 자세를 취하기 어렵다면 양손을 바닥에 두거나 또는 몸 뒤에서 양쪽 손으로 각각 반대쪽 팔꿈치를 잡는다.

주의점

- 발뒤꿈치가 바닥에서 떨어지면 안 된다.
- 상체를 앞쪽 다리로 내릴 때 척추가 둥글게 말리지 않도록 한다.
- 골반이 한쪽으로 틀어지지 않도록 주의한다.

1 산 자세(타다아사나, 34쪽)에서 시작한다. 먼저, 역으로 하는 기도 자세(파스치마 나마스카)를 취해야 한다. 그러려면 먼저 등 뒤에서 두 손을 맞닿게 한다. 무릎을 살짝 굽히고 상체를 앞으로 둥글린다. 양손의 손끝을 맞대어 어깨뼈 중앙을 향해 안으로 회전한다. 손가락이 위로 향하고 손이 척추와 평행하게 되면 곧게 서서 팔꿈치를 앞으로 보내고 어깨는 자연스럽게 내린다.

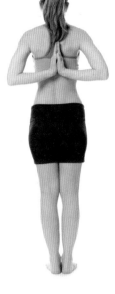

2 숨을 내쉬며, 오른발을 왼발로부터 100~120센티미터 정도 앞으로 보낸다. 뒤에 있는 발을 약간 바깥쪽으로 돌리고, 오른발은 앞을 향하게 그대로 둔다. 몸통을 오른쪽으로 조금 돌려 골반이 정면을 향하게 한다. 꼬리뼈는 두덩뼈 쪽으로 보낸다. 왼발 뒤꿈치로 바닥을 누르며 다리의 근육에 힘을 준다. 척추와 가슴을 위로 쭉 편다.

3 숨을 내쉬면서, 등을 평평하게 유지하며 상체를 앞으로 서서히 숙인다. 상체가 바닥과 평행이 될 때까지 앞으로 몸을 길게 늘인다. 다리의 근육에 힘을 유지하고 발은 바닥에 단단하게 고정한다.

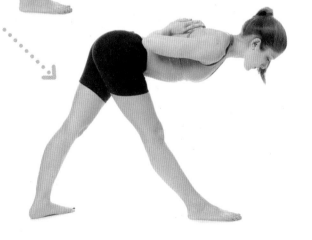

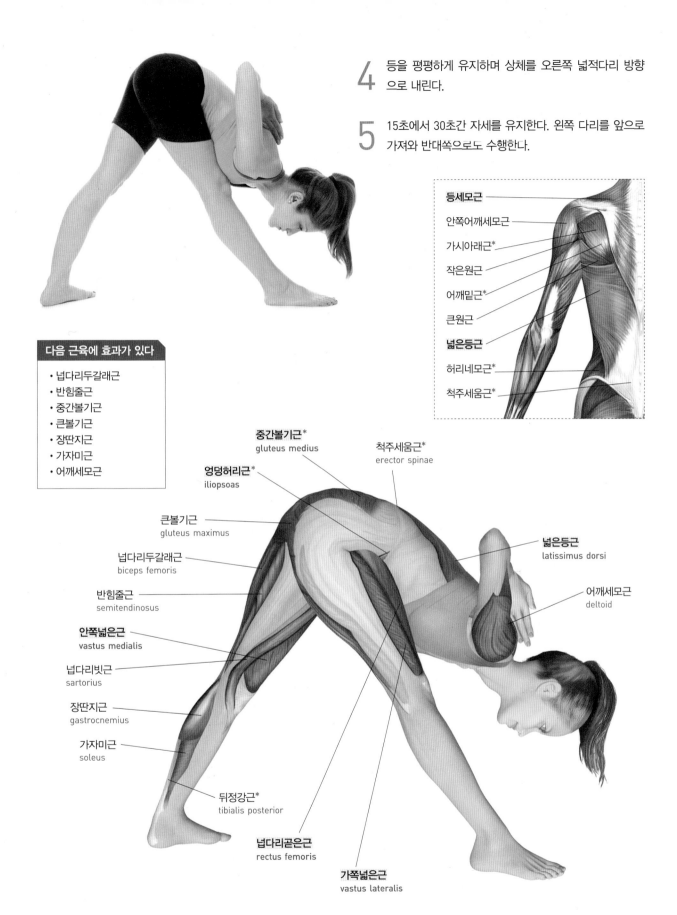

4 등을 평평하게 유지하며 상체를 오른쪽 넓적다리 방향으로 내린다.

5 15초에서 30초간 자세를 유지한다. 왼쪽 다리를 앞으로 가져와 반대쪽으로도 수행한다.

등세모근
안쪽어깨세모근
가시아래근*
작은원근
어깨밑근*
큰원근
넓은등근
허리네모근*
척주세움근*

다음 근육에 효과가 있다
• 넙다리두갈래근
• 반힘줄근
• 중간볼기근
• 큰볼기근
• 장딴지근
• 가자미근
• 어깨세모근

중간볼기근*
gluteus medius

척주세움근*
erector spinae

엉덩허리근*
iliopsoas

큰볼기근
gluteus maximus

넓은등근
latissimus dorsi

넙다리두갈래근
biceps femoris

어깨세모근
deltoid

반힘줄근
semitendinosus

안쪽넓은근
vastus medialis

넙다리빗근
sartorius

장딴지근
gastrocnemius

가자미근
soleus

뒤정강근*
tibialis posterior

넙다리곧은근
rectus femoris

가쪽넓은근
vastus lateralis

선 전굴 자세—선 반 전굴 자세

옷타나아사나 *Uttanasana* – 아르다 옷타나아사나 *Ardha Uttanasana* / 수준 ★☆☆☆☆

산스크리트어 풀이

- Uttanasana 옷타나아사나
- Ardha Uttanasana 아르다 옷타나아사나
- ut = 강한
- tan = 늘이다 또는 펴다
- ardha = 반

효과

- 척추, 햄스트링, 종아리, 골반 스트레칭
- 척추와 넓적다리 근육 강화
- 자세 교정
- 스트레스 완화

금지

- 등 부상
- 목 부상
- 골다공증

바른 자세 코치

- 햄스트링이 뻣뻣하다면 상체를 숙일 때 무릎을 굽혀도 좋다. 상체를 앞으로 숙이고 난 후, 무릎을 펴본다. 선 반 전굴 자세로 들어갈 때도 등이 살짝 말리게끔 무릎을 굽힐 수 있다.

3 상체와 복부를 다리 앞으로 접고 가능하면 이마를 정강이에 댄다. 발목뒤를 손으로 잡고 무릎을 최대한 펴도록 노력하며 허벅지 근육에 힘을 준다.

4 숨을 내쉴 때마다, 꼬리뼈를 천장 쪽으로 밀어 올린다. 척추를 바닥 쪽으로 길게 늘여 더욱더 깊게 스트레칭한다.

5 30초에서 1분간 자세를 유지한다.

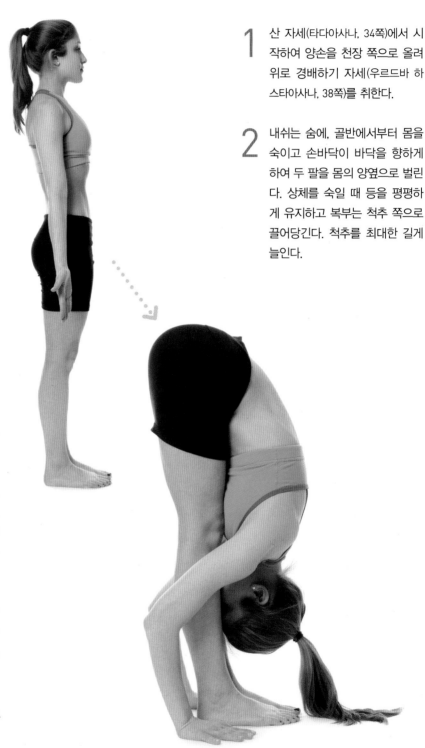

1 산 자세(타다아사나, 34쪽)에서 시작하여 양손을 천장 쪽으로 올려 위로 경배하기 자세(우르드바 하스타아사나, 38쪽)를 취한다.

2 내쉬는 숨에, 골반에서부터 몸을 숙이고 손바닥이 바닥을 향하게 하여 두 팔을 몸의 양옆으로 벌린다. 상체를 숙일 때 등을 평평하게 유지하고 복부는 척추 쪽으로 끌어당긴다. 척추를 최대한 길게 늘인다.

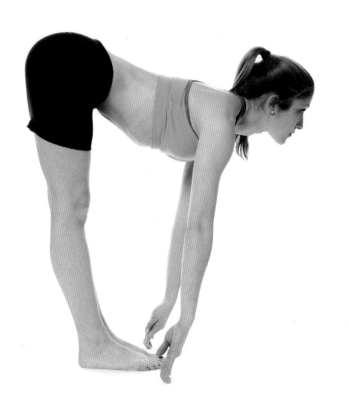

6 선 전굴 자세에서 양손을 발 옆으로 옮겨 선 반 전굴 자세(아르다 웃타나아사나)로 들어간다. 숨을 들이쉬며, 머리와 상체를 다리로부터 멀리 든다. 이때 등은 평평해야 한다. 팔꿈치를 쭉 펴고 손가락이 자연스럽게 떨어지는 선을 따라 몸을 일으킨다.

7 가슴을 정면을 향해 들고 척추가 살짝 휘는 듯한 느낌이 들도록 몸을 늘인다. 목뒤를 길게 늘여 유지하고 정면을 응시한다.

8 10초에서 30초간 자세를 유지한다. 상체를 숙여 선 전굴 자세로 돌아가거나 숨을 들이쉬며, 몸을 완전히 일으켜 산 자세로 돌아간다.

다음 근육에 효과가 있다

- 넙다리두갈래근
- 엉덩정강근막띠
- 큰볼기근
- 중간볼기근
- 척주세움근

주의점

- 자세를 취하거나 자세에서 나올 때 척추를 둥글게 말지 않는다.
- 정면을 바라볼 때 목뒤가 짧아지지 않도록 한다.

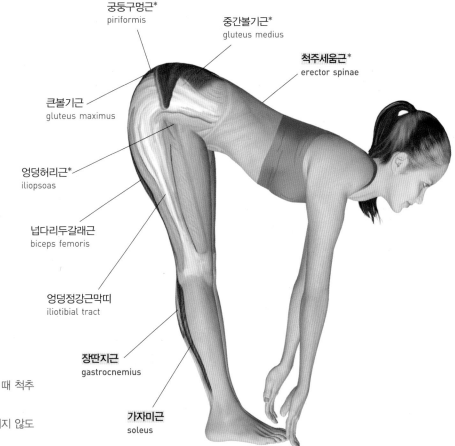

궁둥구멍근*
piriformis

중간볼기근*
gluteus medius

척주세움근*
erector spinae

큰볼기근
gluteus maximus

엉덩허리근*
iliopsoas

넙다리두갈래근
biceps femoris

엉덩정강근막띠
iliotibial tract

장딴지근
gastrocnemius

가자미근
soleus

머리에서 무릎 자세

자누 시르샤아사나 *Janu Sirsasana* / 수준 ★☆☆☆☆

산스크리트어 풀이

- Janu Sirsasana 자누 시르샤아사나
- janu = 무릎
- sirsa = 머리

효과

- 햄스트링, 사타구니, 척추 스트레칭
- 소화 촉진
- 두통 완화
- 고혈압 완화

금지

- 무릎 부상
- 허리 부상
- 설사

1 막대 자세(단다아사나, 23쪽)에서 시작한다. 오른쪽 무릎을 접어 발뒤꿈치를 사타구니 쪽으로 당겨서 발바닥이 왼쪽 허벅지 안 쪽에 닿게 한다. 오른쪽 무릎을 바닥으로 내려놓는다. 왼쪽 다 리가 오른쪽 정강이와 직각을 이루어야 한다. 꼬리뼈를 바닥 쪽으로 내린다.

2 숨을 들이쉬며, 척추를 길게 늘인다. 숨을 내쉬며, 상체를 왼쪽 으로 살짝 회전하여 왼쪽 다리와 정렬시킨다. 발을 몸 쪽으로 당기고 왼쪽 넓적다리에 힘을 주어 다리 뒷부분을 바닥으로 누 른다.

3 숨을 내쉴 때, 가슴을 정면으로 쭉 펴면서 상체를 왼쪽 다리 위 로 내린다. 오른손으로 왼발 안쪽을 잡는다. 왼손을 향해 상체 를 움직인다.

4 왼팔을 왼발 쪽으로 뻗는다. 양손으로 발을 잡거나, 팔꿈치를 접은 채 양손을 발 양쪽 옆 바닥에 둔다. 가능하면 이마를 정강 이 위에 내려놓는다. 숨을 들이쉴 때마다, 척추를 길게 늘이고 숨을 내쉴 때마다, 더 깊게 이완한다.

5 1분에서 3분간 자세를 유지한다. 오른쪽 다리를 앞으로 뻗고 왼쪽 다리를 접어 반대쪽으로도 수행한다.

다음 근육에 효과가 있다

- 넙다리두갈래근
- 장딴지근
- 반막근
- 넙다리네모근
- 엉덩정강근막띠
- 넓은등근

바른 자세 코치

- 앞으로 상체를 숙일 때 가장 먼저 복부가 허벅지에 닿도록 한다. 머리 는 가장 나중에 닿는다.

주의점

- 접은 다리의 발이 뻗은 다리 아래에 깔리면 안 된다.

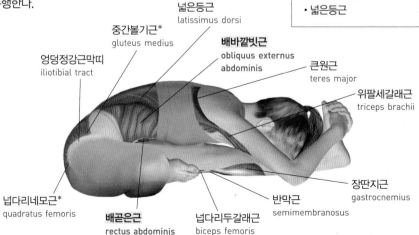

중간볼기근*
gluteus medius

넓은등근
latissimus dorsi

엉덩정강근막띠
iliotibial tract

배바깥빗근
obliquus externus
abdominis

큰원근
teres major

위팔세갈래근
triceps brachii

넙다리네모근*
quadratus femoris

배곧은근
rectus abdominis

넙다리두갈래근
biceps femoris

반막근
semimembranosus

장딴지근
gastrocnemius

앉은 전굴 자세

파스치모타나아사나 *Paschimottanasana* / 수준 ★☆☆☆☆

산스크리트어 풀이

- Paschimottanasana 파스치모타나아사나
- pascha = 뒤, 서쪽으로, 후에
- uttana = 격렬하게 늘이다

효과

- 햄스트링, 어깨, 척추 스트레칭
- 소화 촉진
- 두통 및 스트레스 완화
- 고혈압 완화

금지

- 등 부상
- 설사

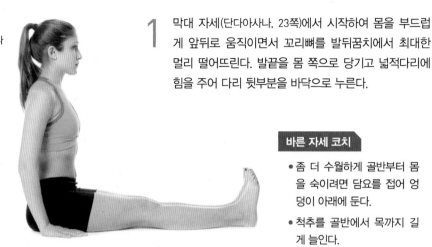

1 막대 자세(단다아사나, 23쪽)에서 시작하여 몸을 부드럽게 앞뒤로 움직이면서 꼬리뼈를 발뒤꿈치에서 최대한 멀리 떨어뜨린다. 발끝을 몸 쪽으로 당기고 넓적다리에 힘을 주어 다리 뒷부분을 바닥으로 누른다.

바른 자세 코치

- 좀 더 수월하게 골반부터 몸을 숙이려면 담요를 접어 엉덩이 아래에 둔다.
- 척추를 골반에서 목까지 길게 늘인다.

2 숨을 들이쉬며, 양팔을 천장 쪽으로 뻗고 척추를 길게 늘인다. 숨을 내쉬며, 가슴을 정면으로 넓게 펴면서 골반부터 몸을 접는다.

3 머리를 앞으로 밀어내면서 복부를 허벅지 위로 내린다. 양손으로 발바닥이나 발목을 잡는다.

4 숨을 들이쉴 때마다, 척추를 길게 늘이고 숨을 내쉴 때마다, 더 깊게 이완한다. 가능하다면 팔꿈치를 굽혀 상체를 앞으로 더욱 길고 부드럽게 늘이고 이마를 정강이 위에 내려놓는다.

5 1분에서 3분간 자세를 유지한다.

다음 근육에 효과가 있다

- 넙다리두갈래근
- 반힘줄근
- 반막근
- 넙다리네모근
- 척주세움근
- 바깥폐쇄근

주의점

- 등을 둥글게 말지 않는다.
- 상체를 억지로 내리지 않는다.

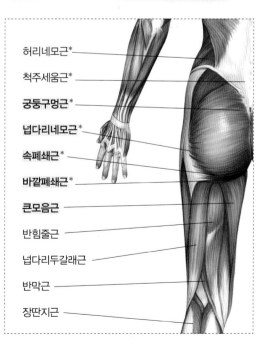

- 허리네모근＊
- 척주세움근＊
- **궁둥구멍근＊**
- **넙다리네모근＊**
- **속폐쇄근＊**
- **바깥폐쇄근＊**
- **큰모음근**
- 반힘줄근
- 넙다리두갈래근
- 반막근
- 장딴지근

다리 넓게 벌린 전굴 자세

프라사리타 파도타나아사나 *Prasarita Padottanasana* / 수준 ★☆☆☆☆

산스크리트어 풀이

- Prasarita Padottanasana
  프라사리타 파도타나아사나
- prasarita = 쭉 뻗다, 확장한
- pada = 발
- ut = 강한
- tan = 늘이다 또는 펴다

효과

- 햄스트링, 사타구니,
  척추 강화 및 스트레칭

금지

- 허리 관련 이상

1   산 자세(타다아사나, 34쪽)에서 시작한다. 다리를 성큼 옆으로 옮겨 양발을 100~120센티미터 간격으로 벌린다. 두 발의 안쪽이 평행을 이루도록 한다. 척추를 길게 늘이고 허벅지 근육에 힘을 준다.

바른 자세 코치

- 자세를 수행하는 내내 다리 근육에 힘을 주고 발을 바닥에 견고하게 고정한다.
- 손을 바닥에 대는 것이 어렵다면 두 발 사이의 간격을 더 넓히거나 손 아래에 블록을 둔다.

주의점

- 몸을 앞으로 숙일 때는 허리를 굽히지 않도록 한다.
- 정면을 바라볼 때는 목뒤가 접히지 않게 주의한다.

2   숨을 내쉬면서, 등은 평평하게 유지하고 골반에서부터 상체를 숙인다. 상체를 내릴 때 가슴을 정면을 향하고 시선은 정면을 응시한다. 팔을 펴고 손끝을 바닥에 댄다.

3   다음번 숨을 내쉴 때, 양손을 두 발 사이 바닥으로 가져오면서 상체를 완전히 숙인다. 꼬리뼈를 천장 쪽으로 밀어 올리고 머리는 바닥으로 내리면서 척추를 길게 늘인다. 가능하다면 팔을 접고 이마를 바닥에 댄다.

4   30초에서 1분간 자세를 유지한다. 자세에서 나오려면 팔을 펴고, 등을 평평하게 유지하면서 상체를 든다.

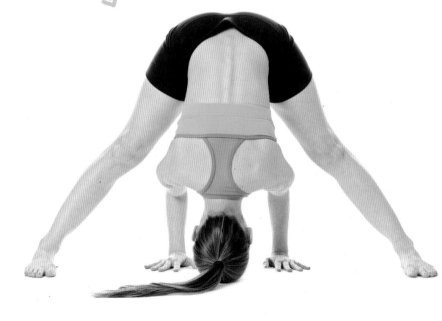

변형 자세

순서 1번을 따라 한 후에 숨을 내쉬면서, 상체가 바닥과 평행이 될 정도까지 상체를 앞으로 숙인다. 손을 어깨 아래 바닥에 둔다. 이때 등은 평평해야 한다. 30초에서 1분간 자세를 유지한다.

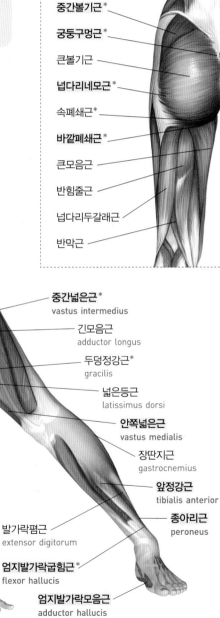

더 쉬운 난도

 : 자세로 강화되는 근육
밑줄 없음 : 자세로 스트레칭되는 근육
*기호는 깊은 근육을 표시한다.

중간볼기근*
궁둥구멍근*
큰볼기근
넙다리네모근*
속폐쇄근*
바깥폐쇄근*
큰모음근
반힘줄근
넙다리두갈래근
반막근

큰볼기근
gluteus maximus

중간볼기근*
gluteus medius

엉덩정강근막띠
iliotibial tract

허리네모근*
quadratus lumborum

뭇갈래근*
multifidus

배바깥빗근
obliquus externus abdominis

아래뒤톱니근
serratus posterior inferior

척주세움근*
erector spinae

가쪽넓은근
vastus lateralis

넙다리곧은근
rectus femoris

큰원근
teres major

가자미근
soleus

위쌍둥이근*
superior gemellus

가시아래근*
infraspinatus

발가락굽힘근*
flexor digitorum

엄지발가락폄근
extensor hallucis

중간넓은근*
vastus intermedius

긴모음근
adductor longus

두덩정강근*
gracilis

넓은등근
latissimus dorsi

안쪽넓은근
vastus medialis

장딴지근
gastrocnemius

앞정강근
tibialis anterior

종아리근
peroneus

발가락폄근
extensor digitorum

엄지발가락굽힘근*
flexor hallucis

엄지발가락모음근
adductor hallucis

다리 넓게 벌리고 앉은 전굴 자세

우파비스타 코나아사나 *Upavistha Konasana* / 수준 ★★★☆☆

산스크리트어 풀이

• Upavistha Konasana
  우파비스타 코나아사나
• upavistha = 앉은
• kona = 각도 또는 벌린

효과

• 햄스트링과 사타구니 스트레칭
• 척추 강화

금지

• 허리 부상

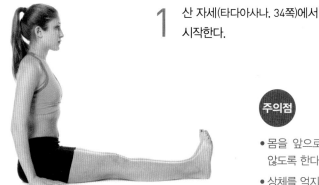

1 산 자세(타다아사나, 34쪽)에서
  시작한다.

주의점

• 몸을 앞으로 숙일 때는 허리를 굽히지
  않도록 한다.
• 상체를 억지로 바닥으로 내리지 않는다.

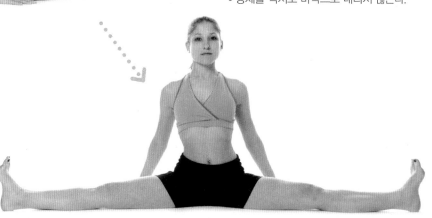

2 다리를 넓게 벌린다. 허벅지를 바
  깥쪽으로 살짝 돌려 무릎이 천장
  을 향하게 한다. 발끝을 몸 쪽으
  로 당긴다. 손을 엉덩이 뒤 바닥
  에 두고 엉덩이를 앞으로 밀어서
  다리를 더 넓게 벌린다.

바른 자세 코치

• 골반부터 몸을 숙이는 것이나 다리
  를 넓게 벌리는 것이 어렵다면 담요
  를 접어 엉덩이 아래에 둔다.
• 무릎이 천장을 향하게 한다.

3 숨을 들이쉬며, 몸통을 길게 늘이
  고 손을 몸 앞으로 가져온다. 다
  리 근육에 힘을 주어 허벅지 뒤와
  궁둥뼈 양쪽으로 바닥을 누른다.

4 숨을 내쉬면서, 몸을 앞으로 숙이
  고 등은 평평하게 유지한다. 손을
  조금씩 앞으로 내밀어서 상체를
  천천히 바닥으로 내린다. 정면을
  응시한다. 등을 둥글게 말지 않고
  최대한 몸을 길게 늘인다.

5 1분에서 2분간 자세를 유지한다.

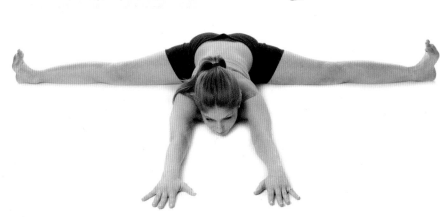

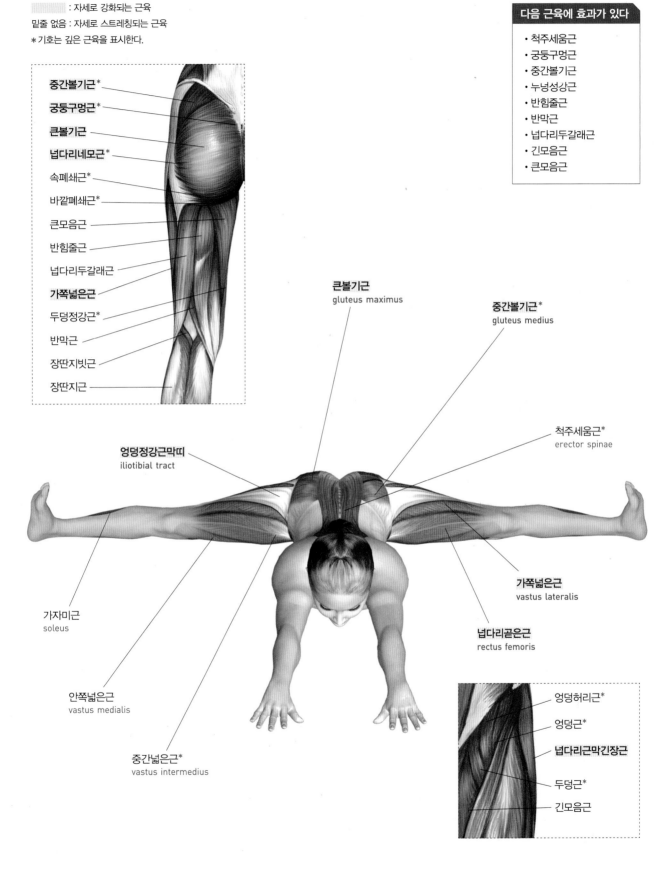

: 자세로 강화되는 근육

밑줄 없음 : 자세로 스트레칭되는 근육

＊기호는 깊은 근육을 표시한다.

중간볼기근＊

궁둥구멍근＊

큰볼기근

넙다리네모근＊

속폐쇄근＊

바깥폐쇄근＊

큰모음근

반힘줄근

넙다리두갈래근

가쪽넓은근

두덩정강근＊

반막근

장딴지빗근

장딴지근

다음 근육에 효과가 있다

- 척주세움근
- 궁둥구멍근
- 중간볼기근
- 누넝성상근
- 반힘줄근
- 반막근
- 넙다리두갈래근
- 긴모음근
- 큰모음근

큰볼기근
gluteus maximus

중간볼기근＊
gluteus medius

척주세움근＊
erector spinae

엉덩정강근막띠
iliotibial tract

가자미근
soleus

가쪽넓은근
vastus lateralis

넙다리곧은근
rectus femoris

안쪽넓은근
vastus medialis

중간넓은근＊
vastus intermedius

엉덩허리근＊

엉덩근＊

넙다리근막긴장근

두덩근＊

긴모음근

79

서서 한 다리 들고 전굴 자세

우르드바 프라사리타 에카 파다아사나 *Urdhva Prasarita Eka Padasana* / 수준 ★★★★★

산스크리트어 풀이

- Urdhva Prasarita Eka Padasana
  우르드바 프라사리타 에카 파다아사나
- urdhva = 위를 향한
- prasarita = 펼치다
- eka = 하나
- pada = 발

효과

- 사타구니, 허벅지, 종아리 스트레칭
- 허벅지 근육, 무릎, 발목 강화
- 균형 감각 향상

금지

- 허리 부상
- 발목 부상
- 무릎 부상

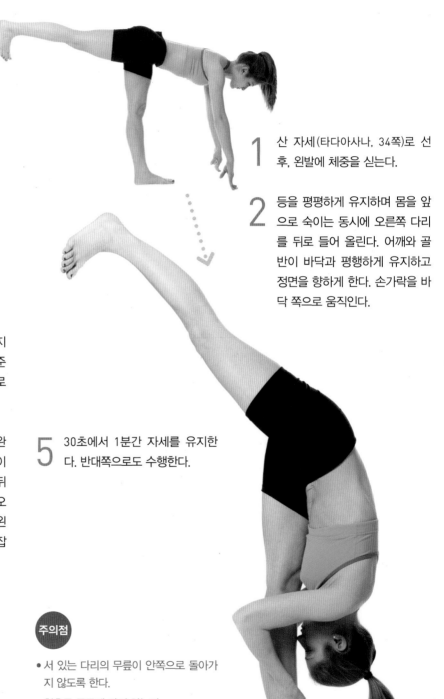

1 산 자세(타다아사나, 34쪽)로 선 후, 왼발에 체중을 싣는다.

2 등을 평평하게 유지하며 몸을 앞으로 숙이는 동시에 오른쪽 다리를 뒤로 들어 올린다. 어깨와 골반이 바닥과 평행하게 유지하고 정면을 향하게 한다. 손가락을 바닥 쪽으로 움직인다.

3 숨을 내쉬며, 상체를 왼쪽 허벅지로 숙일 때 다리 근육에 힘을 준다. 오른발 뒤꿈치를 천장 쪽으로 들고 두 다리를 쭉 편다.

4 어깨는 바닥쪽으로 편하게 이완한다. 이 상태에서 왼쪽 무릎이 정면을 향하고 오른쪽 무릎은 뒤를 향해야 한다. 가능하다면 오른손으로 왼쪽 발목을 잡는다. 왼손바닥을 바닥에 대고 균형을 잡는다.

5 30초에서 1분간 자세를 유지한다. 반대쪽으로도 수행한다.

바른 자세 코치

- 상체를 내리는 동작과 다리를 뒤로 드는 동작을 동시에 한다.
- 턱을 몸 쪽으로 당겨서 목뒤를 길게 늘인다.

주의점

- 서 있는 다리의 무릎이 안쪽으로 돌아가지 않도록 한다.
- 척추를 둥글게 말지 않는다.
- 상체를 내릴 때 허리를 굽히지 않는다.

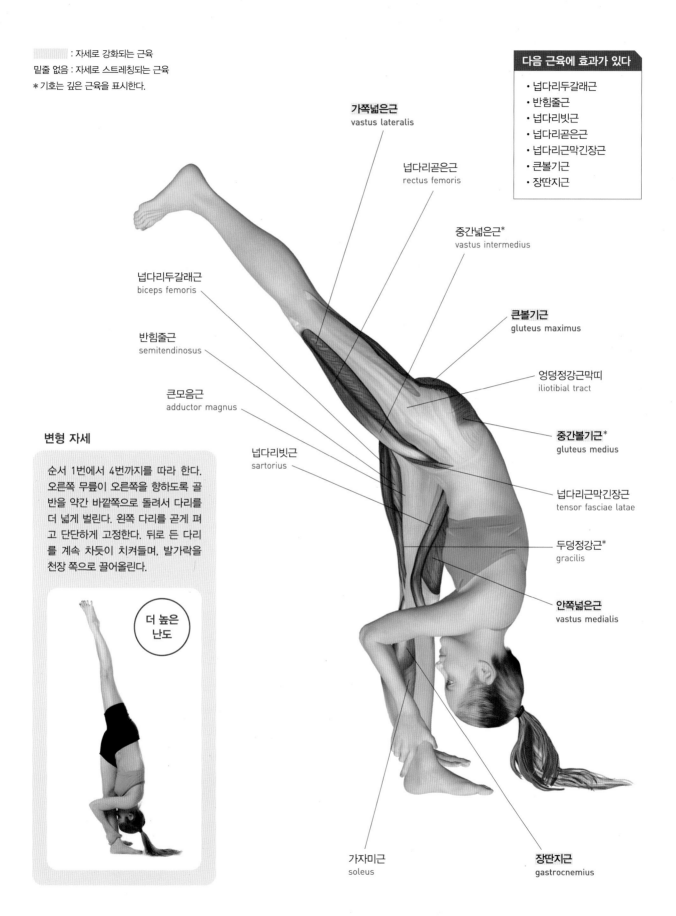

: 자세로 강화되는 근육

밑줄 없음 : 자세로 스트레칭되는 근육

＊기호는 깊은 근육을 표시한다.

다음 근육에 효과가 있다

- 넙다리두갈래근
- 반힘줄근
- 넙다리빗근
- 넙다리곧은근
- 넙다리근막긴장근
- 큰볼기근
- 장딴지근

가쪽넓은근
vastus lateralis

넙다리곧은근
rectus femoris

중간넓은근*
vastus intermedius

넙다리두갈래근
biceps femoris

큰볼기근
gluteus maximus

반힘줄근
semitendinosus

엉덩정강근막띠
iliotibial tract

큰모음근
adductor magnus

중간볼기근*
gluteus medius

넙다리빗근
sartorius

넙다리근막긴장근
tensor fasciae latae

두덩정강근*
gracilis

안쪽넓은근
vastus medialis

변형 자세

순서 1번에서 4번까지를 따라 한다. 오른쪽 무릎이 오른쪽을 향하도록 골반을 약간 바깥쪽으로 돌려서 다리를 더 넓게 벌린다. 왼쪽 다리를 곧게 펴고 단단하게 고정한다. 뒤로 든 다리를 계속 차듯이 치켜들며, 발가락을 천장 쪽으로 끌어올린다.

더 높은 난도

가자미근
soleus

장딴지근
gastrocnemius

전굴 자세

강한 옆구리 신장 자세 → 70쪽
파르스보타나아사나

- 발뒤꿈치가 바닥에서 떨어지면 안 된다.
- 상체를 앞쪽 다리로 내릴 때 척추가 둥글게 말리지 않도록 한다.
- 골반이 한쪽으로 틀어지지 않도록 주의한다.

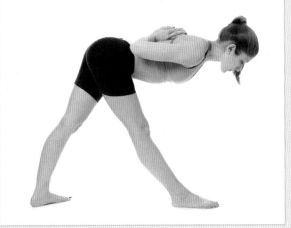

선 전굴 자세 – 선 반 전굴 자세 → 72, 73쪽
웃타나아사나 – 아르다 웃타나아사나

- 자세를 취하거나 자세에서 나올 때 척추를 둥글게 말지 않는다.
- 정면을 바라볼 때 목뒤가 짧아지지 않도록 한다.

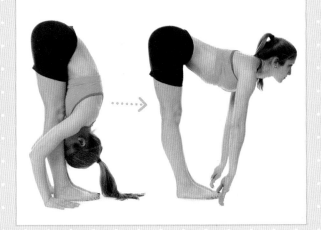

머리에서 무릎 자세 → 74쪽
자누 시르샤아사나

- 접은 다리의 발이 뻗은 다리 아래에 깔리면 안 된다.

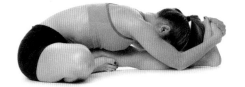

앉은 전굴 자세 → 75쪽
파스치모타나아사나

- 등을 둥글게 말지 않는다.
- 상체를 억지로 내리지 않는다.

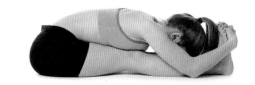

다리 넓게 벌린 전굴 자세 → 76쪽
프라사리타 파도타나아사나

- 몸을 앞으로 숙일 때는 허리를 굽히지 않도록 한다.
- 정면을 바라볼 때는 목뒤가 접히지 않게 주의한다.

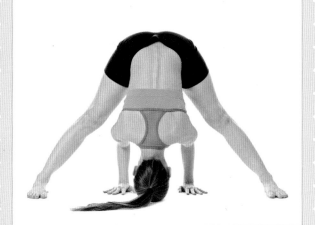

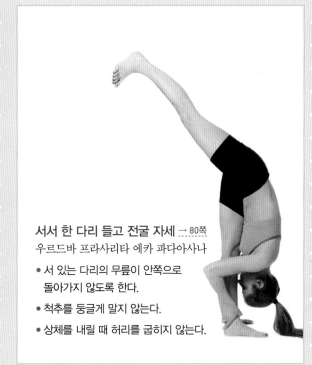

서서 한 다리 들고 전굴 자세 → 80쪽
우르드바 프라사리타 에카 파다아사나

- 서 있는 다리의 무릎이 안쪽으로 돌아가지 않도록 한다.
- 척추를 둥글게 말지 않는다.
- 상체를 내릴 때 허리를 굽히지 않는다.

다리 넓게 벌리고 앉은 전굴 자세 → 78쪽
우파비스타 코나아사나

- 몸을 앞으로 숙일 때는 허리를 굽히지 않도록 한다.
- 상체를 억지로 바닥으로 내리지 않는다.

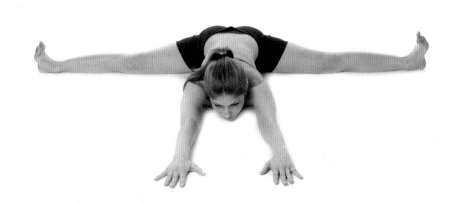

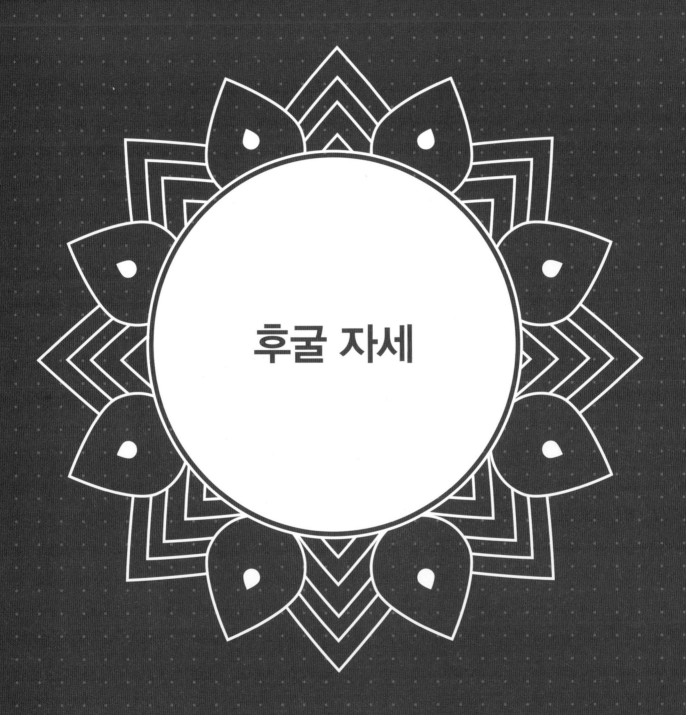

후굴 자세

초급 수련자에게는 후굴 자세가 생소하고 불편할 수 있다. 많은 이가 의자에 앉아 앞으로 기댄 자세나 구부정한 자세로 오랜 시간을 보내기 때문이다. 하지만 후굴 자세는 자세 교정 외에도 많은 효과가 있다. 후굴 자세는 전신 운동이라고 볼 수 있다. 어깨, 복부, 다리 윗부분을 펴고, 가슴을 열어주고, 등을 강화하며 골반과 척추의 가동성을 향상한다. 몸에 활력을 주며 신경계를 건강하게 한다.

후굴 자세에는 인내심이 필요하다. 몸을 천천히 조심스럽게 움직이고 근육이 준비되지 않은 상태에서는 억지로 난이도가 높은 자세나 깊은 스트레칭을 하지 않도록 한다. 운동 전 준비 동작을 충분히 해야 하며 등에 만성 질환이 있거나 최근에 등 부상을 입은 사람이라면 특히 조심한다.

YOGA
ANATOMY

위를 향한 개 자세

우르드바 무카 스바나아사나 Urdhva Mukha Svanasana / 수준 ★☆☆☆☆

산스크리트어 풀이

- Urdhva Mukha Svanasana
  우르드바 무카 스바나아사나
- urdhva = 위를 향한
- mukha = 얼굴
- svana = 개

효과

- 척추, 팔 근육, 손목 강화
- 가슴과 복부 스트레칭
- 자세 교정

금지

- 등 부상
- 손목 부상 또는 손목굴증후근

1 배를 바닥에 대고 엎드린다. 팔꿈치를 접고 손바닥으로 가슴 옆 양쪽 바닥을 짚는다. 팔꿈치를 몸 쪽으로 당긴다. 다리를 골반 너비로 벌리고 발가락까지 길게 뻗는다. 발등이 바닥에 닿도록 한다.

바른 자세 코치

- 다리와 팔을 길게 뻗어 전신을 완전히 확장한다.
- 손목을 어깨 바로 아래에 두어 허리가 압력을 심하게 받지 않도록 한다.

2 숨을 들이쉬며, 손바닥과 발등으로 바닥을 눌러 상체와 골반을 들어 올린다. 넓적다리에 힘을 주고 꼬리뼈를 두덩뼈 쪽으로 당긴다.

주의점

- 어깨를 귀 쪽으로 끌어 올리지 않는다.
- 팔꿈치를 과하게 늘이지 않는다.
- 흉곽이 앞으로 튀어나오지 않게 한다.
- 허벅지를 힘없이 바닥으로 떨어뜨리지 않는다.

3 팔을 쭉 펴면서 가슴 윗부분을 끌어 올려 상체 윗부분을 뒤로 젖힌다. 어깨는 등 쪽으로 끌어 내리고 정면을 응시하면서 목을 길게 유지한다.

4 15초에서 30초간 자세를 유지한 후에 숨을 내쉬며, 바닥으로 돌아온다.

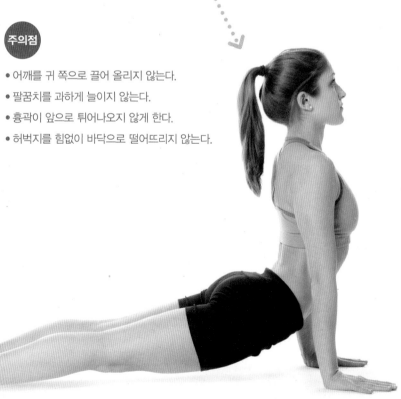

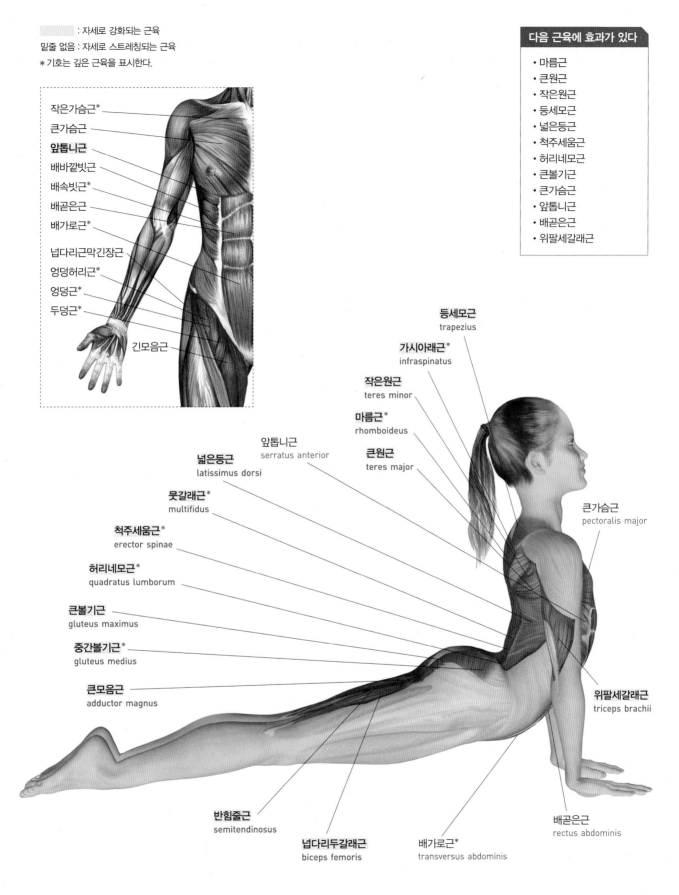

: 자세로 강화되는 근육

밑줄 없음 : 자세로 스트레칭되는 근육

＊기호는 깊은 근육을 표시한다.

작은가슴근＊
큰가슴근
앞톱니근
배바깥빗근
배속빗근＊
배곧은근
배가로근＊
넙다리근막긴장근
엉덩허리근＊
엉덩근＊
두덩근＊
긴모음근

다음 근육에 효과가 있다

- 마름근
- 큰원근
- 작은원근
- 등세모근
- 넓은등근
- 척주세움근
- 허리네모근
- 큰볼기근
- 큰가슴근
- 앞톱니근
- 배곧은근
- 위팔세갈래근

등세모근
trapezius

가시아래근＊
infraspinatus

작은원근
teres minor

마름근＊
rhomboideus

큰원근
teres major

앞톱니근
serratus anterior

넓은등근
latissimus dorsi

뭇갈래근＊
multifidus

척주세움근＊
erector spinae

허리네모근＊
quadratus lumborum

큰볼기근
gluteus maximus

중간볼기근＊
gluteus medius

큰모음근
adductor magnus

반힘줄근
semitendinosus

넙다리두갈래근
biceps femoris

배가로근＊
transversus abdominis

큰가슴근
pectoralis major

위팔세갈래근
triceps brachii

배곧은근
rectus abdominis

87

코브라 자세

부장가아사나 *Bhujangasana* / 수준 ★☆☆☆☆

산스크리트어 풀이

- Bhujangasana 부장가아사나
- bhujang = 뱀
- bhuja = 팔 또는 어깨
- anga = 사지

효과

- 척추와 엉덩이 근육 강화
- 가슴, 복부, 어깨 스트레칭

금지

- 등 부상

1 바닥에 배를 대고 엎드린다. 팔꿈치를 접고 손바닥으로 양쪽 가슴 옆을 바닥을 짚는다. 팔꿈치를 몸 쪽으로 당긴다. 다리를 골반 너비로 벌리고 발가락까지 길게 뻗는다. 발등이 바닥에 닿도록 한다.

바른 자세 코치

- 등을 뒤로 젖힐 때 팔에 과도하게 체중을 싣는 대신, 가슴과 등을 골반에서 뽑아내듯이 움직인다.
- 어깨와 팔꿈치를 뒤로 밀어내면 가슴을 더 높게 끌어올릴 수 있다.

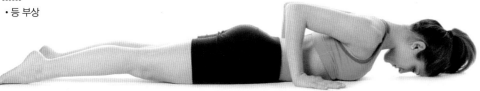

주의점

- 엉덩이에 힘이 너무 많이 들어가 허리 아래쪽을 지나치게 압박하지 않도록 한다.
- 팔꿈치를 바깥으로 벌리지 않는다.
- 골반이 바닥과 떨어지지 않도록 한다.

2 숨을 들이쉬면서, 손바닥으로 바닥을 밀어 가슴을 들어 올린다. 두덩뼈로 바닥을 누른다.

3 가슴 윗부분을 들어 올리고 꼬리뼈를 두덩뼈 쪽으로 끌어 내린다. 어깨는 등 쪽으로 끌어 내리고, 시선을 약간 든 채 목을 길게 유지한다.

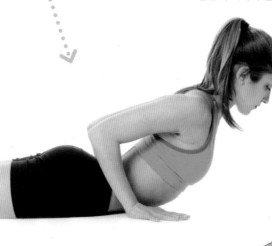

4 15초에서 30초간 자세를 유지한 후에 숨을 내쉬며, 상체를 바닥으로 내린다.

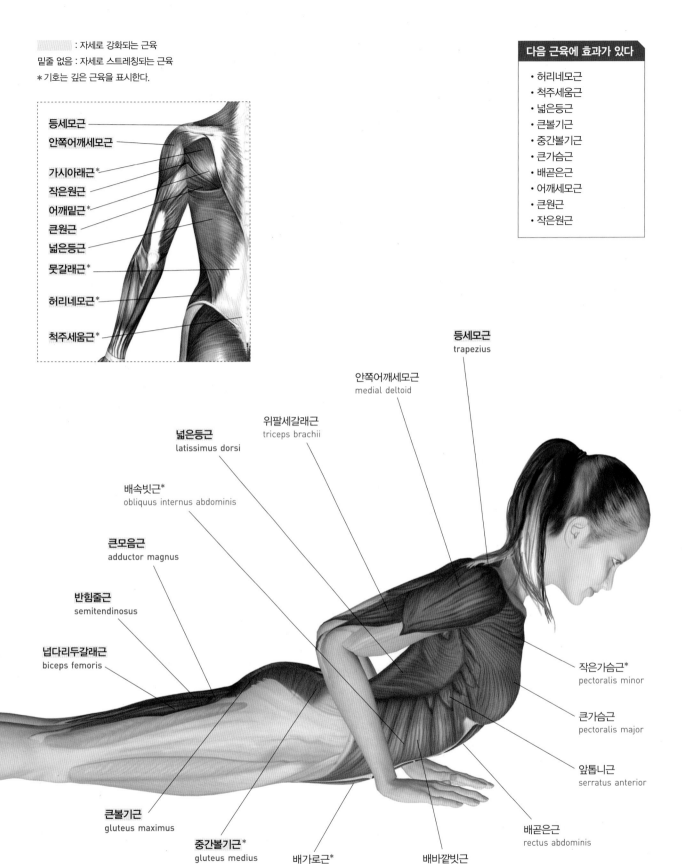

: 자세로 강화되는 근육
밑줄 없음 : 자세로 스트레칭되는 근육
＊기호는 깊은 근육을 표시한다.

다음 근육에 효과가 있다
- 허리네모근
- 척주세움근
- 넓은등근
- 큰볼기근
- 중간볼기근
- 큰가슴근
- 배곧은근
- 어깨세모근
- 큰원근
- 작은원근

등세모근
안쪽어깨세모근
가시아래근＊
작은원근
어깨밑근＊
큰원근
넓은등근
뭇갈래근＊
허리네모근＊
척주세움근＊

등세모근
trapezius

안쪽어깨세모근
medial deltoid

위팔세갈래근
triceps brachii

넓은등근
latissimus dorsi

배속빗근＊
obliquus internus abdominis

큰모음근
adductor magnus

반힘줄근
semitendinosus

넙다리두갈래근
biceps femoris

작은가슴근＊
pectoralis minor

큰가슴근
pectoralis major

앞톱니근
serratus anterior

배곧은근
rectus abdominis

큰볼기근
gluteus maximus

중간볼기근＊
gluteus medius

배가로근＊
transversus abdominis

배바깥빗근
obliquus externus abdominis

89

반 개구리 자세

아르다 베카아사나 *Ardha Bhekasana* / 수준 ★★★☆☆

산스크리트어 풀이
- Ardha Bhekasana 아르다 베카아사나
- ardha = 반
- bheka = 개구리

효과
- 척추와 어깨 강화
- 가슴, 복부, 엉덩관절 굽힘근, 넙다리네갈래근, 발목 스트레칭

금지
- 고혈압 또는 저혈압
- 등 부상
- 어깨 부상

1 바닥에 엎드려 다리를 길게 뻗는다. 팔꿈치를 접고 손바닥으로 양쪽 가슴 옆 바닥을 짚는다. 팔꿈치를 몸 쪽으로 당긴다.

2 숨을 들이쉬며, 손으로 바닥을 밀어 가슴과 상체 윗부분을 들어 올린다. 어깨는 등 쪽으로 끌어내린다. 두덩뼈로 바닥을 누른다. 손은 상체의 앞쪽에 둔다.

3 왼쪽 무릎을 접어 왼발 뒤꿈치를 왼쪽 엉덩이로 당긴다. 체중을 오른손에 싣고 왼손을 뒤로 뻗어 왼발 안쪽을 잡는다. 가슴을 계속해서 끌어 올리고 오른쪽 어깨는 아래로 내린다.

4 왼쪽 팔꿈치가 천장을 향하도록 팔을 접고 손을 뒤집어서 손가락을 앞으로 뻗어 발 위에 올린다. 숨을 내쉬며, 왼손으로 발을 지그시 눌러 왼쪽 엉덩이 방향으로 늘인다.

바른 자세 코치
- 골반과 어깨를 바닥과 평행하게 유지하며 정면을 향하게 한다.
- 손에 체중을 싣는 것이 불편하다면 몸을 낮추어 팔뚝과 팔꿈치에 체중을 싣는다.

주의점
- 무릎에 통증이 느껴질 정도로 과도하게 발을 누르지 않는다.
- 어깨가 푹 꺼지지 않도록 하고 자세를 지탱한다.

5 다리가 골반 너비보다 더 벌어지지 않도록 주의한다. 왼발을 왼쪽 허벅지 바깥쪽으로 약간 움직이고 발바닥을 바닥쪽으로 내리면서 근육을 더욱 깊게 늘여준다.

6 30초에서 2분간 자세를 유지한다. 반대쪽으로도 수행한다.

: 자세로 강화되는 근육

밑줄 없음 : 자세로 스트레칭되는 근육

*기호는 깊은 근육을 표시한다.

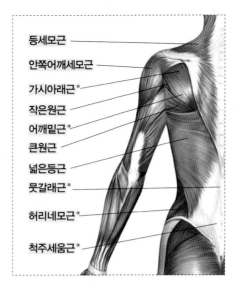

등세모근

안쪽어깨세모근

가시아래근*

작은원근

어깨밑근*

큰원근

넓은등근

뭇갈래근*

허리네모근*

척주세움근*

다음 근육에 효과가 있다

- 넓은등근
- 허리네모근
- 척주세움근
- 큰가슴근
- 안쪽어깨세모근
- 배곧은근
- 배가로근
- 엉덩허리근
- 중간넓은근
- 넙다리곧은근
- 넙다리빗근
- 앞정강근
- 엄지발가락폄근

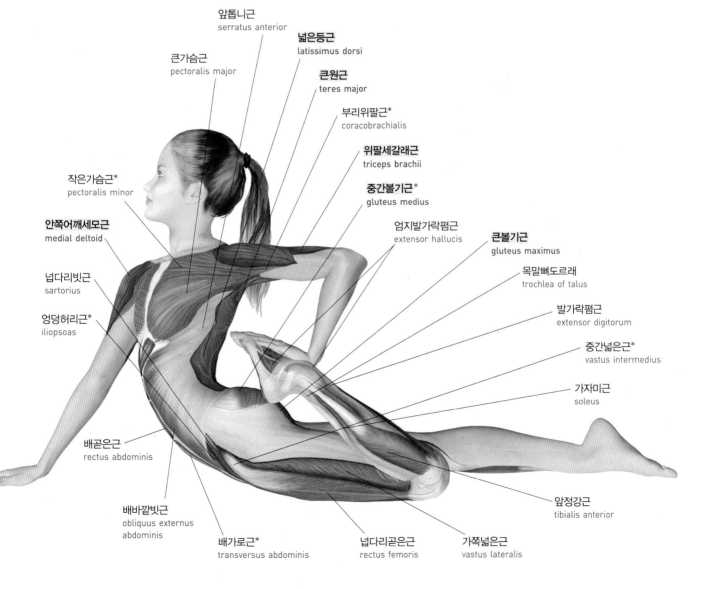

앞톱니근
serratus anterior

넓은등근
latissimus dorsi

큰가슴근
pectoralis major

큰원근
teres major

부리위팔근*
coracobrachialis

위팔세갈래근
triceps brachii

중간볼기근*
gluteus medius

작은가슴근*
pectoralis minor

안쪽어깨세모근
medial deltoid

넙다리빗근
sartorius

엉덩허리근*
iliopsoas

엄지발가락폄근
extensor hallucis

큰볼기근
gluteus maximus

목말뼈도르래
trochlea of talus

발가락폄근
extensor digitorum

중간넓은근*
vastus intermedius

가자미근
soleus

배곧은근
rectus abdominis

앞정강근
tibialis anterior

배바깥빗근
obliquus externus
abdominis

배가로근*
transversus abdominis

넙다리곧은근
rectus femoris

가쪽넓은근
vastus lateralis

활 자세

다누라아사나 *Dhanurasana* / 수준 ★★★☆☆

산스크리트어 풀이
- Dhanurasana 다누라아사나
- dhanu = 활

효과
- 척추 강화
- 가슴, 복부, 엉덩관절 굽힘근, 허벅지 스트레칭
- 소화 촉진

금지
- 두통
- 고혈압 또는 저혈압
- 등 부상

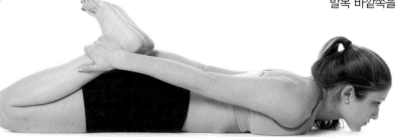

1 바닥에 엎드려 손바닥을 위로 향하게 하고 팔을 몸통 양옆에 둔다.

2 턱을 바닥에 대고 숨을 내쉬며, 무릎을 접는다. 양손을 뒤로 보내 발목 바깥쪽을 잡는다.

바른 자세 코치

- 양 무릎을 가깝게 유지하고 골반 너비보다 넓게 벌리지 않는다.

주의점

- 숨을 멈추지 않는다. 이 자세에서는 호흡이 어려울 수 있으니 상체의 뒤쪽에서 짧고 규칙적인 호흡을 느끼며 숨을 쉰다.
- 체중을 골반 위에 싣지 않는다.

3 숨을 들이쉬며, 가슴을 바닥에서 든다. 동시에 손으로 발목을 당겨서 허벅지를 들어 올린다. 체중을 복부로 옮긴다.

4 머리는 중립 위치에 두고 양 무릎이 골반 너비 이상으로 벌어지지 않도록 한다. 꼬리뼈를 두덩뼈 쪽으로 끌어당긴다.

5 20초에서 30초간 자세를 유지한다. 숨을 내쉬며, 발목을 잡은 손을 풀고 천천히 바닥으로 되돌아온다.

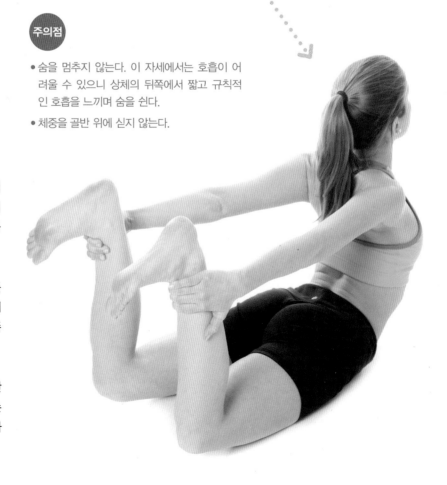

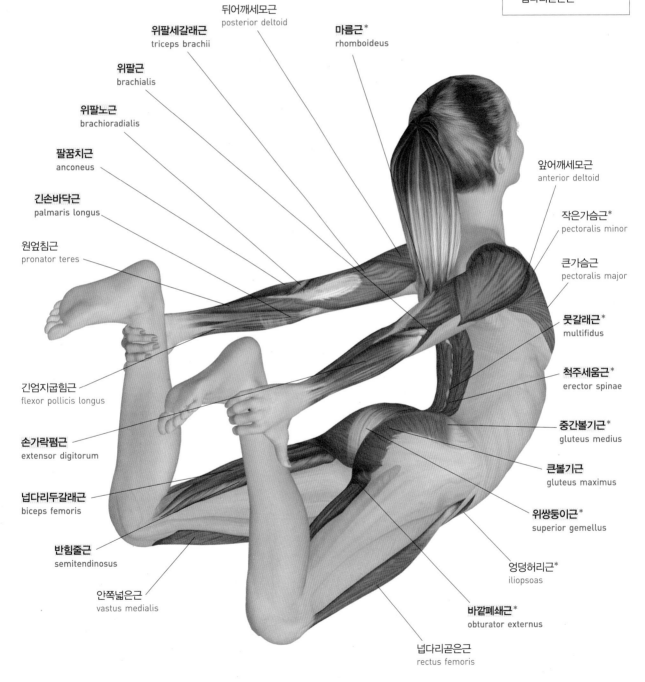

: 자세로 강화되는 근육

밑줄 없음 : 자세로 스트레칭되는 근육

＊기호는 깊은 근육을 표시한다.

다음 근육에 효과가 있다

• 큰가슴근
• 작은가슴근
• 어깨세모근
• 척주세움근
• 중간볼기근
• 큰볼기근
• 엉덩허리근
• 넙다리곧은근

뒤어깨세모근
posterior deltoid

위팔세갈래근
triceps brachii

마름근＊
rhomboideus

위팔근
brachialis

위팔노근
brachioradialis

팔꿈치근
anconeus

긴손바닥근
palmaris longus

앞어깨세모근
anterior deltoid

원엎침근
pronator teres

작은가슴근＊
pectoralis minor

큰가슴근
pectoralis major

뭇갈래근＊
multifidus

긴엄지굽힘근
flexor pollicis longus

척주세움근＊
erector spinae

손가락폄근
extensor digitorum

중간볼기근＊
gluteus medius

넙다리두갈래근
biceps femoris

큰볼기근
gluteus maximus

위쌍둥이근＊
superior gemellus

반힘줄근
semitendinosus

엉덩허리근＊
iliopsoas

안쪽넓은근
vastus medialis

바깥폐쇄근＊
obturator externus

넙다리곧은근
rectus femoris

93

다리 자세

세투 반다아사나 *Setu Bandhasana* / 수준 ★☆☆☆☆

산스크리트어 풀이

• Setu Bandhasana 세투 반다아사나
• setu = 댐, 다리 또는 제방
• bandha = 잠그다, 죄다

효과

• 허벅지·엉덩이 근육 강화
• 가슴과 척추 스트레칭
• 소화 촉진
• 갑상선 기능 활성
• 스트레스 완화

금지

• 어깨 부상
• 등 부상
• 목 관련 이상

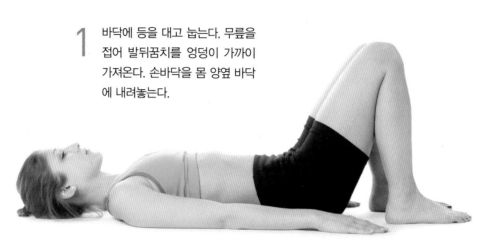

1 바닥에 등을 대고 눕는다. 무릎을 접어 발뒤꿈치를 엉덩이 가까이 가져온다. 손바닥을 몸 양옆 바닥에 내려놓는다.

바른 자세 코치

• 엉덩이를 들어 올린 후에 어깨를 돌려 내린다.
• 무릎이 발뒤꿈치 바로 위에 위치하게 한다.
• 엉덩이와 허벅지에 단단하게 힘을 준다.

주의점

• 턱을 가슴 쪽으로 끌어 내리지 않는다.
• 엉덩이를 들어 올릴 때 엉덩이 근육보다는 햄스트링의 힘을 사용한다.

2 내쉬는 숨에, 발로 바닥을 밀어내면서 엉덩이를 들어 올린다. 양쪽 발과 양쪽 허벅지의 평행을 유지한다. 손끝까지 힘 있게 뻗으며 팔로 바닥을 누른다.

3 목이 어깨에서 멀어지도록 길게 늘인다. 엉덩이를 더 높게 들어 상체가 바닥에서 떨어지게 한다.

4 30초에서 1분간 자세를 유지한다. 숨을 내쉬며, 척추를 한 마디씩 바닥으로 내려놓는다. 최소한 1회 더 수행한다.

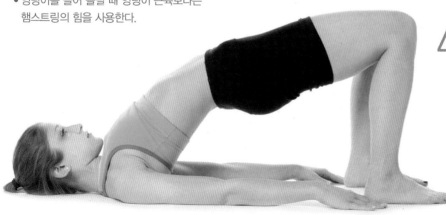

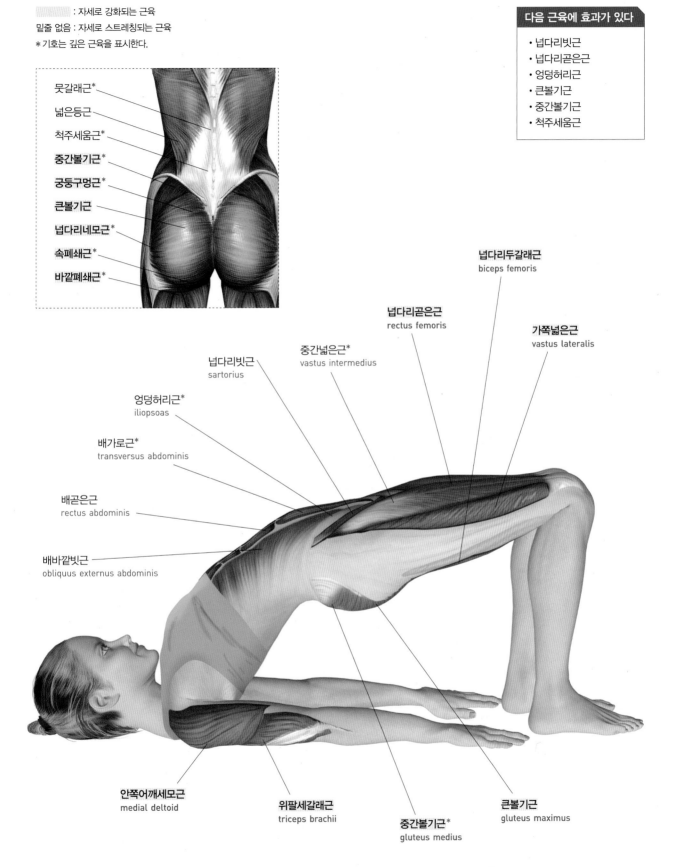

: 자세로 강화되는 근육

밑줄 없음 : 자세로 스트레칭되는 근육

＊기호는 깊은 근육을 표시한다.

다음 근육에 효과가 있다

- 넙다리빗근
- 넙다리곧은근
- 엉덩허리근
- 큰볼기근
- 중간볼기근
- 척주세움근

뭇갈래근*

넓은등근

척주세움근*

중간볼기근*

궁둥구멍근*

큰볼기근

넙다리네모근*

속폐쇄근*

바깥폐쇄근*

넙다리두갈래근
biceps femoris

넙다리곧은근
rectus femoris

가쪽넓은근
vastus lateralis

중간넓은근*
vastus intermedius

넙다리빗근
sartorius

엉덩허리근*
iliopsoas

배가로근*
transversus abdominis

배곧은근
rectus abdominis

배바깥빗근
obliquus externus abdominis

안쪽어깨세모근
medial deltoid

위팔세갈래근
triceps brachii

중간볼기근*
gluteus medius

큰볼기근
gluteus maximus

위를 향한 활 자세

우르드바 다누라아사나 *Urdhva Dhanurasana* / 수준 ★★★★☆

산스크리트어 풀이

- Urdhva Dhanurasana
  우르드바 다누라아사나
- urdhva = 위쪽으로
- dhanu = 활
- '수레 자세' 또는 '바퀴 자세'라고도 불린다.

효과

- 허벅지·엉덩이 근육 강화
- 가슴과 척추 스트레칭
- 소화 촉진
- 갑상선 기능 활성
- 스트레스 완화

금지

- 등 부상
- 손목굴증후근
- 고혈압 또는 저혈압
- 두통

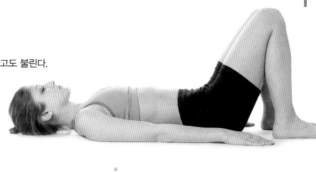

1 바닥에 등을 대고 눕는다. 무릎을 굽히고 발뒤꿈치를 최대한 엉덩이 가까이 가져온다. 팔꿈치를 접고 손끝이 어깨를 향하게 하여 손을 머리 양옆 바닥에 둔다.

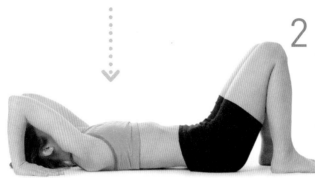

2 숨을 내쉬며, 발로 바닥을 밀어 엉덩이를 든다. 허벅지에 힘을 주고 발은 평행을 유지한다. 손으로 바닥을 눌러서 정수리가 바닥에 닿도록 몸을 들어 올린다.

3 호흡을 몇 차례 한 후에 숨을 내쉬면서, 손과 발로 바닥을 눌러 엉덩이를 천장 쪽으로 높이 든다. 팔을 펴고 머리가 어깨 사이에 있도록 한다. 다리로 바닥을 강하게 밀어낸다. 어깨를 열고 척추 전체가 길게 확장하는 것을 느낀다.

4 5초에서 30초간 자세를 유지한다. 숨을 내쉬며, 팔을 접어서 천천히 바닥으로 되돌아온다. 최소한 1회 더 수행한다.

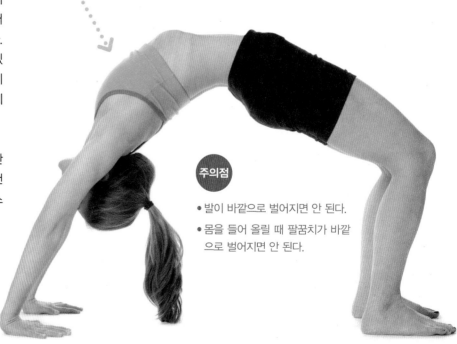

주의점

- 발이 바깥으로 벌어지면 안 된다.
- 몸을 들어 올릴 때 팔꿈치가 바깥으로 벌어지면 안 된다.

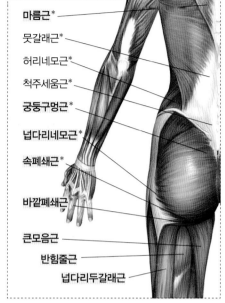

: 자세로 강화되는 근육
밑줄 없음 : 자세로 스트레칭되는 근육
＊기호는 깊은 근육을 표시한다.

마름근＊
못갈래근＊
허리네모근＊
척주세움근＊
궁둥구멍근＊
넙다리네모근＊
속폐쇄근＊
바깥폐쇄근＊
큰모음근
반힘줄근
넙다리두갈래근

바른 자세 코치

- 몸을 들고 허리뿐만 아니라 어깨, 척추, 넙다리네갈래근을 모두 확장한다.

- 자세를 수행하는 모든 단계에서 양 무릎을 가깝게 유지한다. 무릎이 골반 너비보다 넓게 벌어지면 안 된다.

다음 근육에 효과가 있다

- 안쪽어깨세모근
- 앞톱니근
- 가시아래근
- 마름근
- 노쪽손목굽힘근
- 넓은등근
- 등세모근
- 척주세움근
- 큰볼기근
- 가쪽넓은근
- 큰원근
- 작은원근

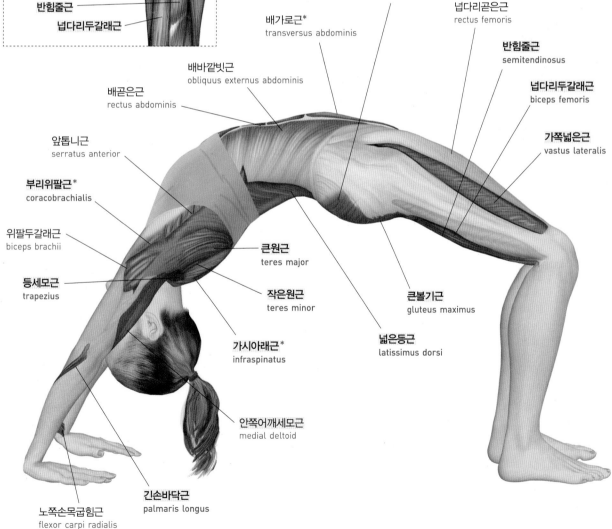

중간볼기근＊
gluteus medius

넙다리곧은근
rectus femoris

반힘줄근
semitendinosus

넙다리두갈래근
biceps femoris

가쪽넓은근
vastus lateralis

배가로근＊
transversus abdominis

배바깥빗근
obliquus externus abdominis

배곧은근
rectus abdominis

앞톱니근
serratus anterior

부리위팔근＊
coracobrachialis

위팔두갈래근
biceps brachii

등세모근
trapezius

큰원근
teres major

작은원근
teres minor

큰볼기근
gluteus maximus

넓은등근
latissimus dorsi

가시아래근＊
infraspinatus

안쪽어깨세모근
medial deltoid

긴손바닥근
palmaris longus

노쪽손목굽힘근
flexor carpi radialis

낙타 자세

우스트라아사나 *Ustrasana* / 수준 ★★★☆☆

산스크리트어 풀이
- Ustrasana 우스트라아사나
- ustra = 낙타

효과
- 척추 강화
- 허벅지, 엉덩관절 굽힘근, 가슴, 복부 스트레칭
- 소화 촉진

금지
- 등 부상
- 고혈압 또는 저혈압
- 두통

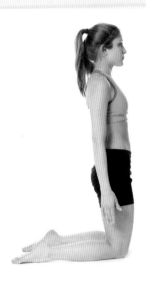

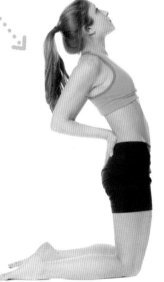

1 골반을 세워 허벅지가 바닥과 직각이 되도록 무릎을 바닥에 대고 앉는다. 양 무릎 사이는 골반 너비만큼 벌린다. 꼬리뼈를 두덩뼈 쪽으로 당기고 척추를 길게 세운다.

2 팔꿈치를 접고 손끝이 엉덩이를 향하게 해서 손을 허리 뒤쪽에 놓는다. 어깨와 상체 윗부분을 뒤로 젖혀 가슴을 열고 골반은 앞으로 민다.

3 숨을 내쉬면서, 골반을 위로 밀고 척추를 늘이며 몸을 뒤로 젖힌다. 어깨뼈를 등 가운데로 모은다. 먼저 오른쪽으로 살짝 기대면서 오른손을 오른발 뒤꿈치 위에 올린다. 그리고 왼쪽으로 살짝 기대면서 왼손을 왼발 뒤꿈치 위에 올린다. 손끝은 발가락 쪽으로 뻗는다.

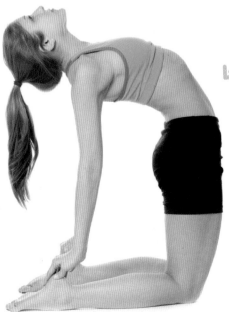

4 허벅지를 앞으로 밀어내고 몸의 무게 중심을 양 무릎 사이에 둔 채, 가슴을 끌어 올려 몸을 뒤로 젖힌다. 머리를 뒤로 편안히 젖히고 목은 이완한다.

5 20초에서 1분간 자세를 유지한다. 자세를 풀려면 복부에 힘을 주고 가슴을 앞으로 끌어 올리면서 천천히 손을 허리에 얹는다. 그리고 다시 시작 자세로 돌아온다.

바른 자세 코치
- 골반을 앞으로 밀면서 복부를 끌어 올린다.

주의점
- 허리를 짓누르지 않는다.
- 몸을 급하게 뒤로 젖히면 허리에 무리가 가므로 조심한다.

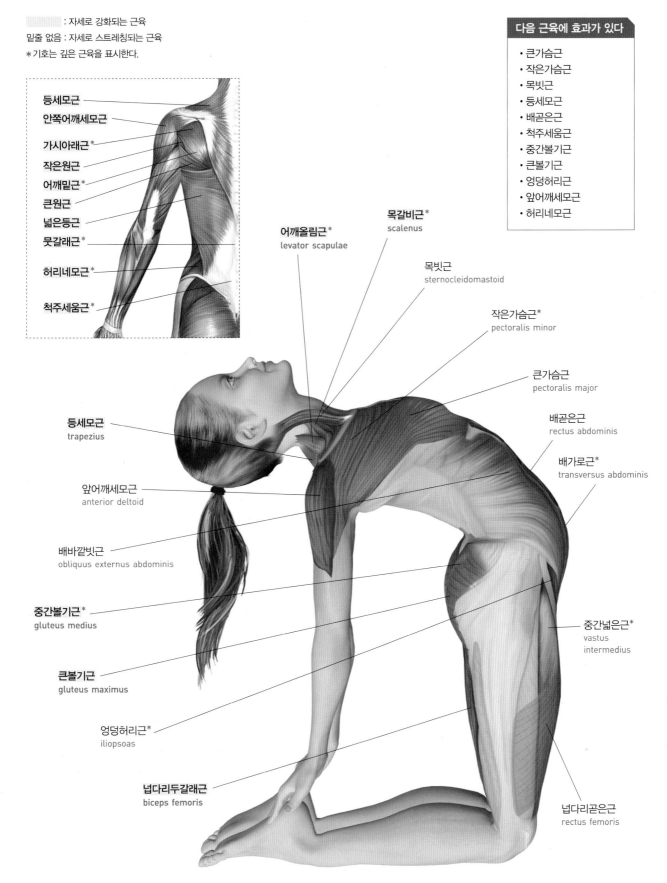

: 자세로 강화되는 근육

밑줄 없음 : 자세로 스트레칭되는 근육

＊기호는 깊은 근육을 표시한다.

다음 근육에 효과가 있다

• 큰가슴근
• 작은가슴근
• 목빗근
• 등세모근
• 배곧은근
• 척주세움근
• 중간볼기근
• 큰볼기근
• 엉덩허리근
• 앞어깨세모근
• 허리네모근

등세모근
안쪽어깨세모근
가시아래근＊
작은원근
어깨밑근＊
큰원근
넓은등근
뭇갈래근＊
허리네모근＊
척주세움근＊

어깨올림근＊
levator scapulae

목갈비근＊
scalenus

목빗근
sternocleidomastoid

작은가슴근＊
pectoralis minor

큰가슴근
pectoralis major

배곧은근
rectus abdominis

배가로근＊
transversus abdominis

등세모근
trapezius

앞어깨세모근
anterior deltoid

배바깥빗근
obliquus externus abdominis

중간볼기근＊
gluteus medius

중간넓은근＊
vastus intermedius

큰볼기근
gluteus maximus

엉덩허리근＊
iliopsoas

넙다리두갈래근
biceps femoris

넙다리곧은근
rectus femoris

물고기 자세

마츠야아사나 *Matsyasana* / 수준 ★★☆☆☆

산스크리트어 풀이
- Matsyasana 마츠야아사나
- matsya = 물고기

효과
- 가슴과 복부 스트레칭
- 목, 어깨, 척추 강화
- 자세 교정

금지
- 등 부상
- 고혈압 또는 저혈압
- 두통

1 바닥에 등을 대고 누워 팔을 몸통 양옆에 둔다. 발뒤꿈치로 바닥을 눌러 골반을 들고 손바닥이 아래를 향하게 하여 두 손을 엉덩이 아래로 넣는다.

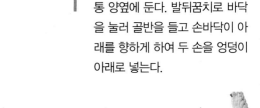

2 엉덩이를 손 위에 내려놓고 다리를 쭉 편다. 숨을 들이쉬며, 팔뚝으로 바닥을 누르면서 팔꿈치를 살짝 접는다. 가슴과 머리를 바닥에서 들어 올려 등 윗부분을 젖힌다.

3 머리를 뒤로 기울여 바닥 위에 놓는다. 체중의 대부분을 팔꿈치에 싣는다.

4 15초에서 30초간 자세를 유지한다.

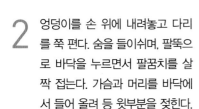

바른 자세 코치
- 팔꿈치와 팔뚝을 몸 쪽으로 끌어당긴 채로 자세를 유지한다.
- 다리를 편 상태와 접은 상태 그리고 연꽃 자세(파드마아사나, 121쪽)에서 수행해본다.

주의점
- 머리와 목에 체중을 싣지 않는다.
- 상체를 젖힐 때 골반을 들지 않는다.

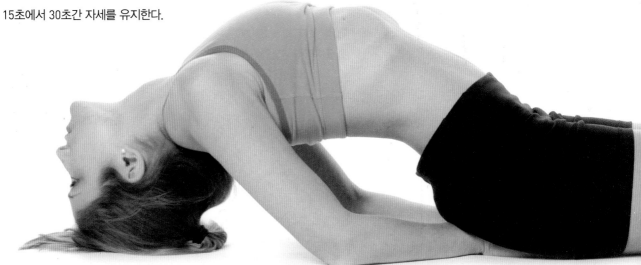

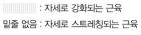
: 자세로 강화되는 근육

밑줄 없음 : 자세로 스트레칭되는 근육

＊기호는 깊은 근육을 표시한다.

다음 근육에 효과가 있다

- 마름근
- 큰원근
- 작은원근
- 넓은등근
- 등세모근
- 큰가슴근
- 어깨세모근
- 목빗근
- 앞톱니근

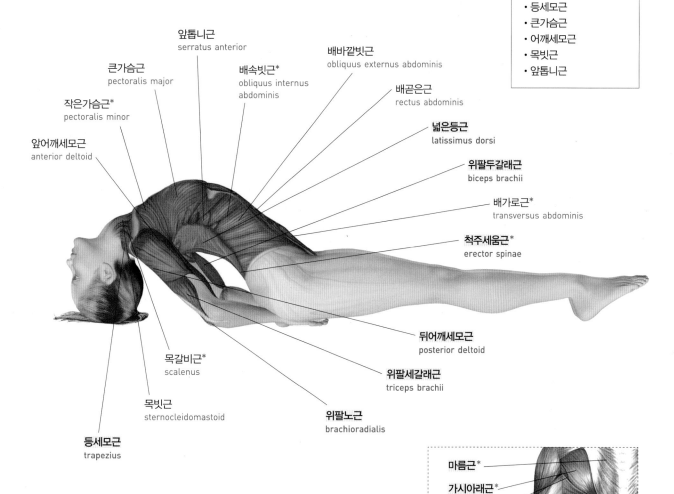

앞톱니근
serratus anterior

큰가슴근
pectoralis major

배속빗근＊
obliquus internus
abdominis

배바깥빗근
obliquus externus abdominis

작은가슴근＊
pectoralis minor

배곧은근
rectus abdominis

앞어깨세모근
anterior deltoid

넓은등근
latissimus dorsi

위팔두갈래근
biceps brachii

배가로근＊
transversus abdominis

척주세움근＊
erector spinae

뒤어깨세모근
posterior deltoid

목갈비근＊
scalenus

위팔세갈래근
triceps brachii

목빗근
sternocleidomastoid

위팔노근
brachioradialis

등세모근
trapezius

마름근＊

가시아래근＊

작은원근

큰원근

넓은등근

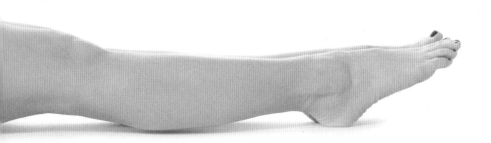

메뚜기 자세

살라바아사나 *Salabhasana* / 수준 ★☆☆☆☆

산스크리트어 풀이

- Salabhasana 살라바아사나
- salabha = 메뚜기

효과

- 척추, 엉덩이 근육, 팔 근육, 다리 근육 강화
- 엉덩관절 굽힘근, 가슴, 복부 스트레칭
- 소화 촉진

금지

- 등 부상

1 바닥에 엎드리고 손바닥이 아래로 향하게 하여 팔을 몸통 옆에 놓는다. 다리를 안으로 돌려 무릎이 바닥을 향하게 한다.

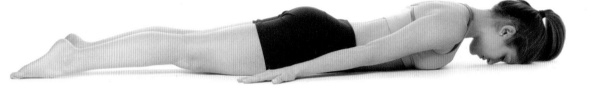

2 엉덩이 근육에 힘을 주고 숨을 들이쉬며, 머리, 가슴, 팔, 다리를 동시에 들어 올린다. 팔과 다리를 뒤로 뻗는다. 팔은 바닥과 평행을 유지하며 최대한 높이 든다. 골반과 복부 아래쪽을 바닥에 고정하고 균형을 잡는다. 머리는 중립 자세에 둔다.

바른 자세 코치

- 목뒤를 길게 늘여 유지한다.
- 가슴을 활짝 펴서 척추 전체가 휘게 한다.

주의점

- 무릎을 굽히지 않는다.
- 숨을 멈추지 않는다.

3 30초에서 1분간 자세를 유지한다. 1회에서 2회 수행한다.

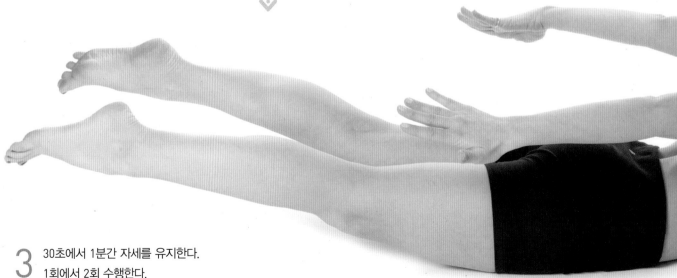

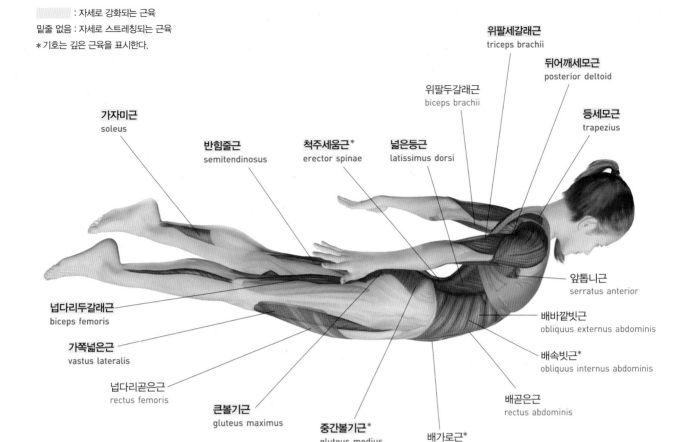

: 자세로 강화되는 근육
밑줄 없음 : 자세로 스트레칭되는 근육
＊기호는 깊은 근육을 표시한다.

위팔세갈래근
triceps brachii

뒤어깨세모근
posterior deltoid

위팔두갈래근
biceps brachii

등세모근
trapezius

가자미근
soleus

반힘줄근
semitendinosus

척주세움근*
erector spinae

넓은등근
latissimus dorsi

앞톱니근
serratus anterior

넙다리두갈래근
biceps femoris

배바깥빗근
obliquus externus abdominis

가쪽넓은근
vastus lateralis

배속빗근*
obliquus internus abdominis

넙다리곧은근
rectus femoris

배곧은근
rectus abdominis

큰볼기근
gluteus maximus

중간볼기근*
gluteus medius

배가로근*
transversus abdominis

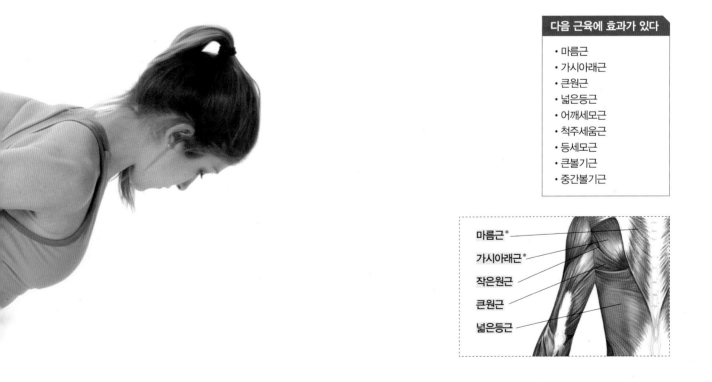

다음 근육에 효과가 있다

- 마름근
- 가시아래근
- 큰원근
- 넓은등근
- 어깨세모근
- 척주세움근
- 등세모근
- 큰볼기근
- 중간볼기근

마름근*
가시아래근*
작은원근
큰원근
넓은등근

한 다리 왕 비둘기 자세

에카 파다 라자카포타아사나 *Eka Pada Rajakapotasana* / 수준 ★★★★★

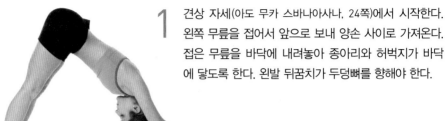

산스크리트어 풀이

- Eka Pada Rajakapotasana
  에카 파다 라자카포타아사나
- eka = 하나
- pada = 다리, 발
- raja = 왕
- kapota = 비둘기

효과

- 골반, 허벅지, 척추, 가슴, 어깨, 목, 복부 스트레칭
- 척추 강화

금지

- 골반이나 엉덩이 부상
- 등이나 허리 부상
- 무릎 부상

1 견상 자세(아도 무카 스바나아사나, 24쪽)에서 시작한다. 왼쪽 무릎을 접어서 앞으로 보내 양손 사이로 가져온다. 접은 무릎을 바닥에 내려놓아 종아리와 허벅지가 바닥에 닿도록 한다. 왼발 뒤꿈치가 두덩뼈를 향해야 한다.

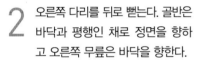

바른 자세 코치

- 자세를 취하는 동안 골반의 중립을 맞추고 골반이 정면을 향하게 한다.
- 사타구니를 바닥으로 내려 최대한 낮게 앉는다.

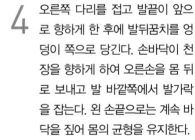

2 오른쪽 다리를 뒤로 뻗는다. 골반은 바닥과 평행인 채로 정면을 향하고 오른쪽 무릎은 바닥을 향한다.

3 손끝으로 바닥을 밀어내 상체를 곧게 세우고 가슴을 끌어 올린다. 엉덩이와 골반을 바닥 쪽으로 눌러 흉곽을 곧게 세운다.

주의점

- 어깨와 가슴이 뻣뻣하다면 무리해서 몸을 젖히지 않는다. 허리가 눌릴 수 있다.
- 뒤에 있는 무릎이 한쪽으로 돌아가지 않도록 한다.

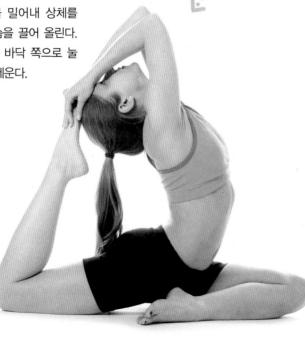

4 오른쪽 다리를 접고 발끝이 앞으로 향하게 한 후에 발뒤꿈치를 엉덩이 쪽으로 당긴다. 손바닥이 천장을 향하게 하여 오른손을 몸 뒤로 보내고 발 바깥쪽에서 발가락을 잡는다. 왼 손끝으로는 계속 바닥을 짚어 몸의 균형을 유지한다.

5 오른쪽 팔꿈치가 천장을 향하게 하고 가슴을 끌어 올린다. 발끝을 길게 뻗는다. 고개를 뒤로 젖히고 왼팔을 머리 위로 보내서 왼손으로 발가락을 잡는다. 발을 머리 쪽으로 당긴다.

6 10초에서 1분간 자세를 유지한다. 견상 자세로 돌아와서 반대쪽으로도 수행한다.

변형 자세

한 다리 왕 비둘기 자세는 골반, 척추, 가슴 부분의 유연성이 많이 필요한 난이도 높은 자세이다. 그러나 양손을 머리 위로 보내지 않는 변형 자세로도 운동의 효과를 충분히 볼 수 있다.

왼쪽 다리를 접어 몸 앞쪽 바닥에 놓고 뒤에 있는 다리는 무릎을 접어 허벅지 앞면을 바닥에 댄다. 상체를 세운 채로 왼손으로 바닥을 짚어 몸을 떠받친다. 오른발의 발가락을 천장 쪽으로 길게 뻗는다. 오른손을 몸 뒤로 보내서 발목 안쪽을 잡는다. 척추를 세우고 가슴을 연 상태로 10초에서 1분간 유지한다. 반대쪽으로도 수행한다.

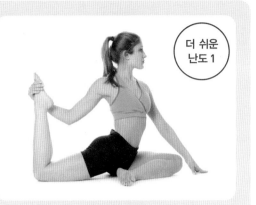

더 쉬운 난도 1

더 쉬운 난도 2

순서 1번과 2번을 따라 한다. 내쉬는 숨에, 두 팔을 몸 앞으로 쭉 뻗으며 상체를 숙여 왼쪽 종아리 위에 엎드린다.

▨▨▨ : 자세로 강화되는 근육
밑줄 없음 : 자세로 스트레칭되는 근육
＊기호는 깊은 근육을 표시한다.

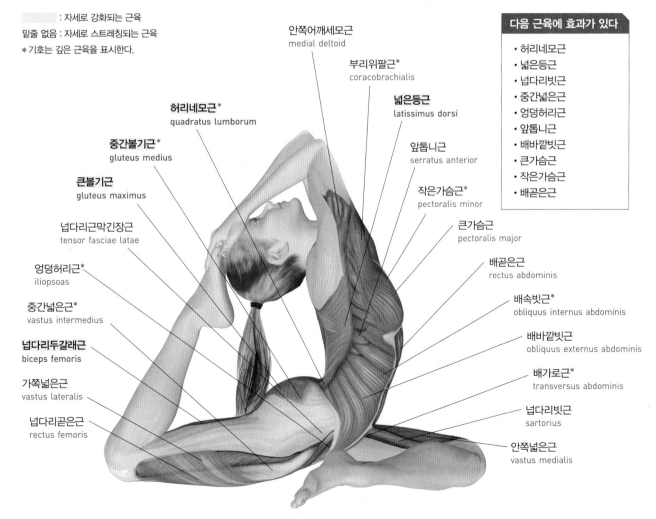

안쪽어깨세모근
medial deltoid

부리위팔근＊
coracobrachialis

넓은등근
latissimus dorsi

앞톱니근
serratus anterior

작은가슴근＊
pectoralis minor

큰가슴근
pectoralis major

배곧은근
rectus abdominis

배속빗근＊
obliquus internus abdominis

배바깥빗근
obliquus externus abdominis

배가로근＊
transversus abdominis

넙다리빗근
sartorius

안쪽넓은근
vastus medialis

허리네모근＊
quadratus lumborum

중간볼기근＊
gluteus medius

큰볼기근
gluteus maximus

넙다리근막긴장근
tensor fasciae latae

엉덩허리근＊
iliopsoas

중간넓은근＊
vastus intermedius

넙다리두갈래근
biceps femoris

가쪽넓은근
vastus lateralis

넙다리곧은근
rectus femoris

다음 근육에 효과가 있다

- 허리네모근
- 넓은등근
- 넙다리빗근
- 중간넓은근
- 엉덩허리근
- 앞톱니근
- 배바깥빗근
- 큰가슴근
- 작은가슴근
- 배곧은근

춤의 신 자세

나타라자아사나 *Natarajasana* / 수준 ★★★★

산스크리트어 풀이
- Natarajasana 나타라자아사나
- nata = 춤추는 사람
- raja = 왕
- '춤의 왕 자세'라고도 불린다.

효과
- 허벅지, 사타구니, 복부, 어깨, 가슴 스트레칭
- 척추, 허벅지 근육, 골반, 발목 강화
- 균형 감각 향상

금지
- 등이나 허리 부상
- 저혈압

1 산 자세(타다아사나, 34쪽)로 서서 오른쪽 무릎을 굽혀 발뒤꿈치를 엉덩이로 끌어당긴다. 왼쪽 허벅지 근육에 힘을 준다. 양쪽 골반이 정면을 향하게 한다.

2 오른 손바닥을 바깥으로 돌리고 손을 몸 뒤로 보내 오른발 안쪽을 잡는다. 꼬리뼈부터 정수리까지 척추를 길게 늘인다.

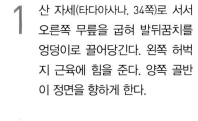

바른 자세 코치

- 서 있는 다리는 근육에 힘을 주어 곧게 편다.
- 균형 잡기가 어렵다면 들고 있는 손을 벽에 대고 수행한다.

주의점

- 바닥을 내려다보면 균형을 잃을 수 있다.
- 허리를 꺾지 않는다.

3 잡은 손을 밀어내며 오른발을 천장 쪽으로 든다. 동시에 왼팔을 천장 쪽으로 올린다. 발을 뒤로 보내는 과정에서 자연스럽게 상체를 살짝 앞으로 기울여도 좋다. 가슴과 팔을 위로 들면 똑바로 서기가 더욱 수월하고 유연성을 키울 수 있다.

4 20초에서 1분간 자세를 유지한다. 발을 내리고 반대쪽으로도 수행한다.

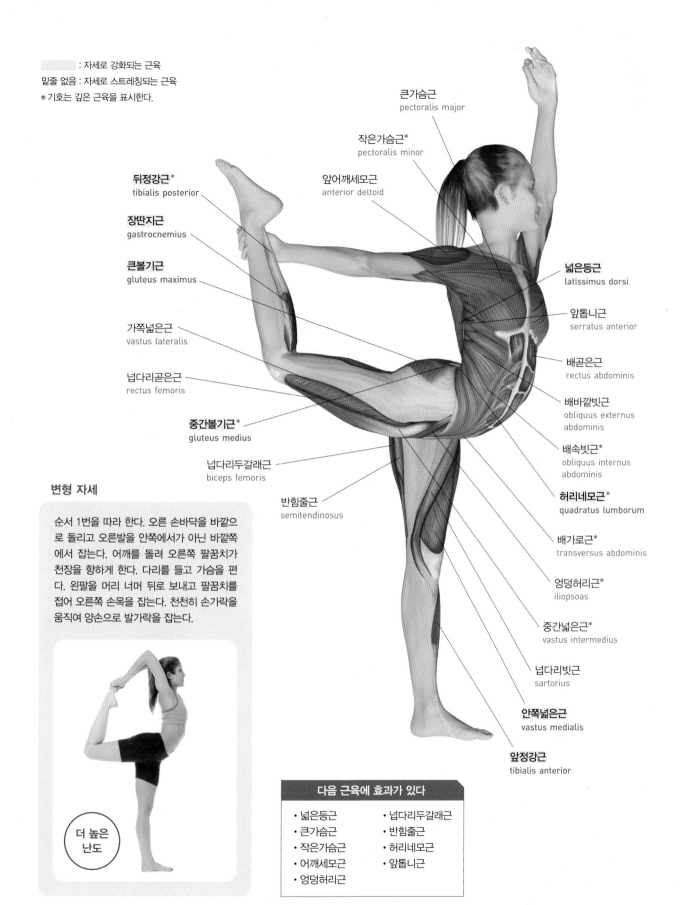

: 자세로 강화되는 근육

밑줄 없음 : 자세로 스트레칭되는 근육

＊기호는 깊은 근육을 표시한다.

큰가슴근
pectoralis major

작은가슴근＊
pectoralis minor

앞어깨세모근
anterior deltoid

뒤정강근＊
tibialis posterior

장딴지근
gastrocnemius

큰볼기근
gluteus maximus

가쪽넓은근
vastus lateralis

넙다리곧은근
rectus femoris

중간볼기근＊
gluteus medius

넙다리두갈래근
biceps femoris

반힘줄근
semitendinosus

넓은등근
latissimus dorsi

앞톱니근
serratus anterior

배곧은근
rectus abdominis

배바깥빗근
obliquus externus
abdominis

배속빗근＊
obliquus internus
abdominis

허리네모근＊
quadratus lumborum

배가로근＊
transversus abdominis

엉덩허리근＊
iliopsoas

중간넓은근＊
vastus intermedius

넙다리빗근
sartorius

안쪽넓은근
vastus medialis

앞정강근
tibialis anterior

변형 자세

순서 1번을 따라 한다. 오른 손바닥을 바깥으로 돌리고 오른발을 안쪽에서가 아닌 바깥쪽에서 잡는다. 어깨를 돌려 오른쪽 팔꿈치가 천장을 향하게 한다. 다리를 들고 가슴을 편다. 왼팔을 머리 너머 뒤로 보내고 팔꿈치를 접어 오른쪽 손목을 잡는다. 천천히 손가락을 움직여 양손으로 발가락을 잡는다.

더 높은
난도

다음 근육에 효과가 있다

- 넓은등근
- 큰가슴근
- 작은가슴근
- 어깨세모근
- 엉덩허리근
- 넙다리두갈래근
- 반힘줄근
- 허리네모근
- 앞톱니근

후굴 자세

위를 향한 개 자세 → 86쪽
우르드바 무카 스바나아사나

- 어깨를 귀 쪽으로 끌어 올리지 않는다.
- 팔꿈치를 과하게 늘이지 않는다.
- 흉곽이 앞으로 튀어나오지 않게 한다.
- 허벅지를 힘없이 바닥으로 떨어뜨리지 않는다.

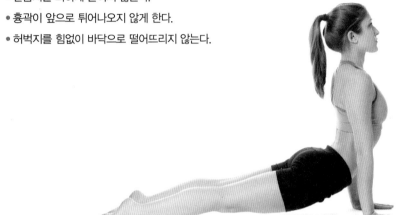

코브라 자세 → 88쪽
부장가아사나

- 엉덩이에 힘이 너무 많이 들어가 허리 아래쪽을 지나치게 압박하지 않도록 한다.
- 팔꿈치를 바깥으로 벌리지 않는다.
- 골반이 바닥과 떨어지지 않도록 한다.

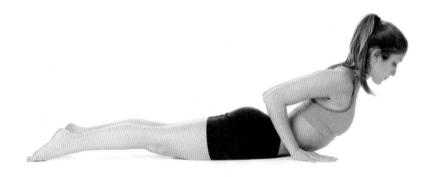

반 개구리 자세 → 90쪽
아르다 베카아사나

- 무릎에 통증이 느껴질 정도로 과도하게 발을 누르지 않는다.
- 어깨가 푹 꺼지지 않도록 하고 자세를 지탱한다.

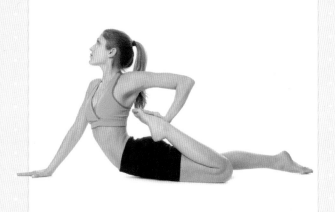

활 자세 → 92쪽
다누라아사나

- 숨을 멈추지 않는다. 이 자세에서는 호흡이 어려울 수 있으니 상체의 뒤쪽에서 짧고 규칙적인 호흡을 느끼며 숨을 쉰다.
- 체중을 골반 위에 싣지 않는다.

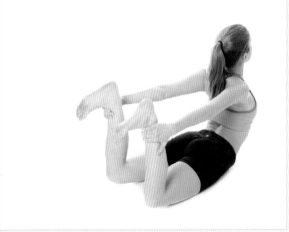

다리 자세 → 94쪽
세투 반다아사나

- 턱을 가슴 쪽으로 끌어 내리지 않는다.
- 엉덩이를 들어 올릴 때 엉덩이 근육보다는 햄스트링의 힘을 사용한다.

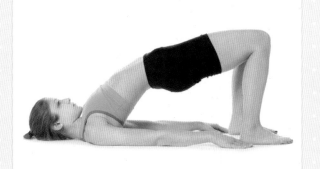

위를 향한 활 자세 → 96쪽
우르드바 다누라아사나

- 발이 바깥으로 벌어지면 안 된다.
- 몸을 들어 올릴 때 팔꿈치가 바깥으로 벌어지면 안 된다.

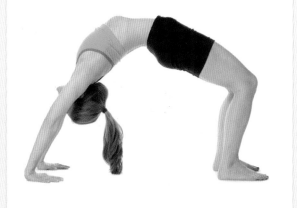

후굴 자세

낙타 자세 → 98쪽
우스트라아사나

- 허리를 짓누르지 않는다.
- 몸을 급하게 뒤로 젖히면 허리에 무리가 가므로 조심한다.

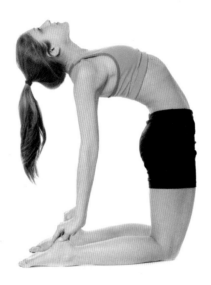

물고기 자세 → 100쪽
마츠야아사나

- 머리와 목에 체중을 싣지 않는다.
- 상체를 젖힐 때 골반을 들지 않는다.

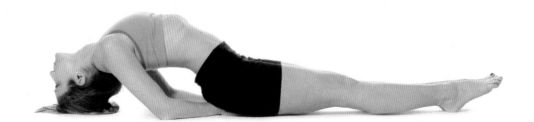

메뚜기 자세 → 102쪽
살라바아사나

• 무릎을 굽히지 않는다.

• 숨을 멈추지 않는다

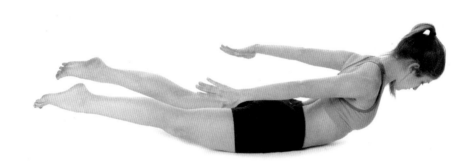

한 다리 왕 비둘기 자세 → 104쪽
에카 파다 라자카포타아사나

• 어깨와 가슴이 뻣뻣하다면 무리해서 몸을 젖히지 않는 다. 허리가 눌릴 수 있다.

• 뒤에 있는 무릎이 한쪽으로 돌아가지 않도록 한다.

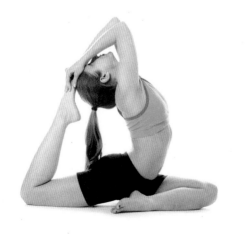

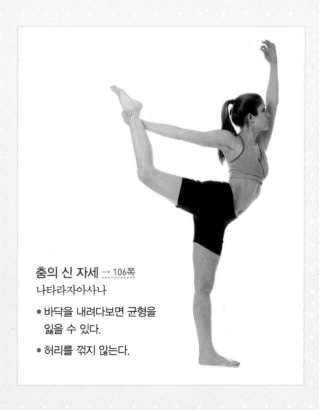

춤의 신 자세 → 106쪽
나타라자아사나

• 바닥을 내려다보면 균형을 잃을 수 있다.

• 허리를 꺾지 않는다.

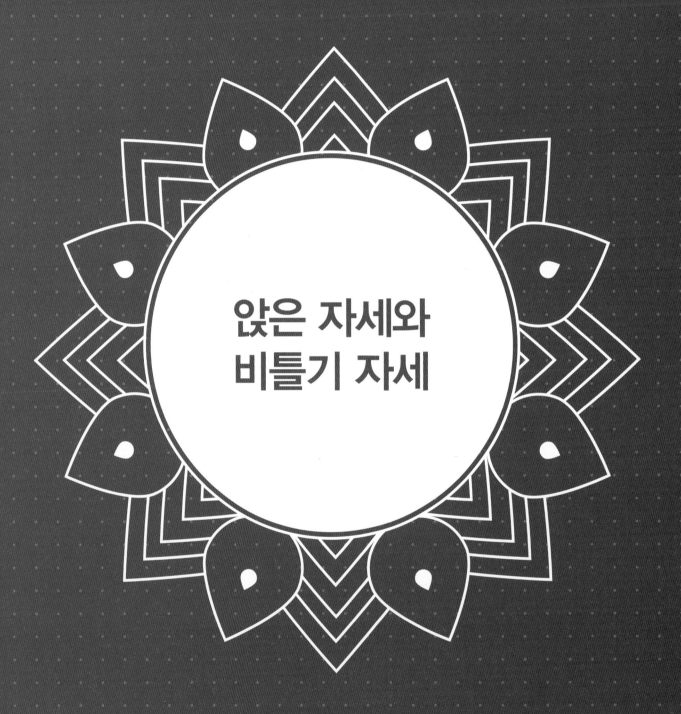

앉은 자세와
비틀기 자세

앉은 자세와 비틀기 자세는 구부정한 자세를 교정하고 힘없는 척추를 건강하게 해준다. 앉은 자세에서는 척추의 바른 정렬을 유지하고 궁둥뼈를 바닥에 단단히 밀착함으로써 엉덩이, 사타구니, 골반 및 허리를 이완할 수 있다. 앉은 자세는 가장 안정적인 아사나로, 수행하는 동안 호흡과 자세에 집중할 수 있다.

비틀기 자세에서는 몸의 한쪽 근육은 수축하고 반대쪽 근육은 이완한다. 이를 통해 장기와 순환계가 자극을 받으면서 몸속 독소가 제거된다. 몸 안 장기는 자세를 취하는 동안 수축했다가 자세를 풀 때 새로운 기운을 받고, 그 과정에서 몸속 독소가 정화된다. 비틀기 자세를 하는 동안에는 척추가 최대한 회전할 수 있도록 척추를 길게 늘이는 것이 매우 중요하다.

YOGA
ANATOMY

영웅 자세

비라아사나 *Virasana* / 수준 ★☆☆☆☆

산스크리트어 풀이

• Virasana 비라아사나

• vira = 사람, 영웅, 우두머리

효과

• 허벅지, 무릎, 발목 이완

• 연꽃 자세(파드마아사나, 121쪽) 등 골반을 여는 자세의 반대 작용

• 명상 준비를 위한 뇌 진정

• 고혈압 완화

금지

• 무릎 부상

• 발목 부상

바른 자세 코치

• 무릎에 통증이 느껴지면 접은 담요를 깔고 앉아 엉덩이의 위치를 높인다. 엄지발가락을 살짝 안쪽으로 향하게 하여 발등이 바닥 위에 평평하게 놓이게 한다.

1 손과 무릎을 바닥에 대고 엎드린다. 허벅지는 바닥과 직각을 이루고 양발은 골반 너비보다 약간 더 벌린다.

2 양쪽 무릎을 모아 서로 닿게 하고 발등으로 바닥을 누른다. 숨을 내쉬며, 상체를 살짝 앞으로 숙인 후에 천천히 엉덩이를 바닥에 댄다.

3 엉덩이가 발뒤꿈치 사이에 오도록 하여 앉는다.

주의점

• 어깨가 긴장하여 귀 쪽으로 올라가지 않게 한다.

• 발바닥이 바깥을 향하면 안 된다.

• 발뒤꿈치 위에 앉지 않는다.

4 가슴을 끌어 올리고 어깨는 안정감 있게 내린다. 꼬리뼈를 바닥 쪽으로 끌어내려 궁둥뼈 위에 앉는다. 양손을 허벅지 위에 올린다. 복부를 척추 쪽으로 집어넣는다.

5 30초에서 1분간 자세를 유지한다.

다음 근육에 효과가 있다

• 넙다리곧은근	• 가쪽넓은근
• 중간넓은근	• 앞정강근
• 넙다리근막긴장근	• 엄지발가락폄근
• 넙다리빗근	• 종아리근
• 안쪽넓은근	

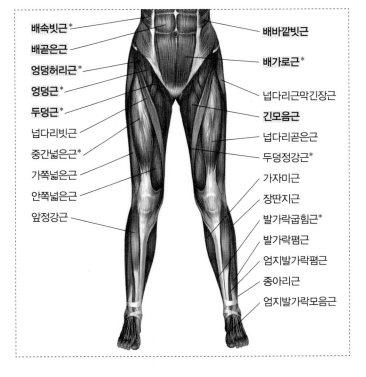

배속빗근＊
배곧은근
엉덩허리근＊
엉덩근＊
두덩근＊
넙다리빗근
중간넓은근＊
가쪽넓은근
안쪽넓은근
앞정강근

배바깥빗근
배가로근＊
넙다리근막긴장근
긴모음근
넙다리곧은근
두덩정강근＊
가자미근
장딴지근
발가락굽힘근＊
발가락폄근
엄지발가락폄근
종아리근
엄지발가락모음근

누운 영웅 자세

숩타 비라아사나 *Supta Virasana* / 수준 ★★★☆☆

산스크리트어 풀이

- Supta Virasana 숩타 비라아사나
- supta = 눕기, 기대기
- vira = 사람, 영웅, 우두머리

효과

- 허벅지, 무릎, 엉덩관절 굽힘근, 발목 이완
- 소화 촉진
- 관절염 완화
- 호흡기 관련 질환 완화

금지

- 무릎 부상
- 발목 부상
- 허리 관련 이상

1 영웅 자세(비라아사나, 114쪽)에서 시작한다. 엉덩이가 완전히 바닥에 닿은 상태에서 편안한 자세를 찾는다.

2 숨을 내쉬면서, 천천히 몸을 뒤로 기울인다. 손을 뒤쪽 바닥에 대어 몸을 지탱한다. 팔꿈치를 바닥에 대면서 몸을 낮춘다.

3 몸을 완전히 뒤로 기대어 등을 바닥에 내려놓는다. 손바닥이 위로 향하게 하여 팔을 몸통 양옆에 편안하게 둔다. 무릎은 골반 너비보다 넓게 벌어지지 않도록 붙이고 바닥에서 떨어지지 않게 한다.

4 30초에서 1분간 자세를 유지한다.

바른 자세 코치

- 영웅 자세는 수행이 가능하지만 뒤로 눕는 것이 어렵다면 담요를 접어 등과 목 아래에 두고 안정감 있게 수행한다.

주의점

- 무릎을 골반 너비보다 넓게 벌리지 않는다.
- 억지로 눕지 않는다. 몸을 이완하고 기댄 채로 계속 호흡한다.

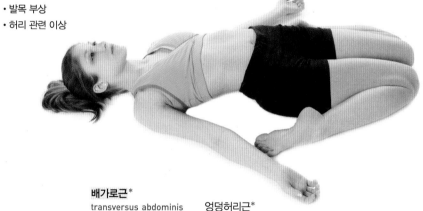

배가로근* transversus abdominis

엉덩허리근* iliopsoas

엉덩근* iliacus

두덩근* pectineus

넙다리빗근 sartorius

배속빗근* obliquus internus abdominis

배바깥빗근 obliquus externus abdominis

넓은등근 latissimus dorsi

중간넓은근* vastus intermedius

넙다리곧은근 rectus femoris

가쪽넓은근 vastus lateralis

안쪽넓은근 vastus medialis

앞정강근 tibialis anterior

다음 근육에 효과가 있다

- 엉덩허리근
- 두덩근
- 넙다리빗근
- 넙다리두갈래근
- 중간넓은근
- 안쪽넓은근
- 앞정강근
- 넙다리곧은근

나비 자세

밧다 코나아사나 *Baddha Konasana* / 수준 ★☆☆☆☆

산스크리트어 풀이

• Baddha Konasana 밧다 코나아사나
• baddha = 묶이다
• kona = 각
• '테일러 자세'라고도 불린다.

효과

• 허벅지 안쪽, 사타구니, 무릎 스트레칭
• 생리통 완화

금지

• 무릎 부상
• 사타구니 부상

다음 근육에 효과가 있다

• 엉덩허리근
• 넙다리근막긴장근
• 큰모음근
• 긴모음근
• 엉덩근

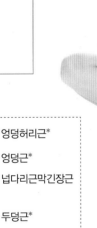

엉덩허리근*
엉덩근*
넙다리근막긴장근
두덩근*
긴모음근

1 바닥에 앉아 다리를 앞으로 뻗는다. 상체를 세우고 어깨는 편안하게 이완한다.

2 발바닥을 바닥에 댄 채로 무릎을 가슴 쪽으로 가져온다.

3 숨을 내쉬며, 골반을 열어 허벅지를 바닥으로 내린다. 손으로 두 발을 모으고 발의 바깥쪽이 바닥에 닿도록 한다.

4 상체를 길게 늘이면서 척추의 중립을 찾는 데 집중한다. 체중은 궁둥뼈에 골고루 실리게 한다. 골반을 더 깊게 열어 허벅지가 바닥으로 더 멀리 내려갈 수 있게 한다.

5 1분에서 5분간 자세를 유지한다.

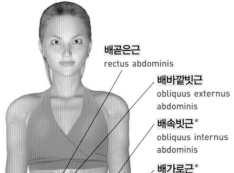

배곧은근
rectus abdominis

배바깥빗근
obliquus externus abdominis

배속빗근*
obliquus internus abdominis

배가로근*
transversus abdominis

큰모음근
adductor magnus

바른 자세 코치

• 척추를 길게 위로 늘이고 가슴과 어깨는 넓게 펼쳐서 엉덩이부터 어깨까지 일직선을 이루도록 한다.

• 사타구니와 허벅지 안쪽이 지나치게 긴장되어 있다면 접은 담요를 깔고 앉아 엉덩이의 위치를 높인다.

• 이 자세가 편안하고 더 깊게 스트레칭하고 싶다면 가슴을 앞으로 내밀면서 몸을 아래로 숙인다.

주의점

• 손으로 무릎을 눌러 억지로 내리지 않는다.
• 등이 둥글게 말리지 않도록 한다.

장작 자세

아그니스탐바아사나 *Agnistambhasana* / 수준 ★★★☆☆

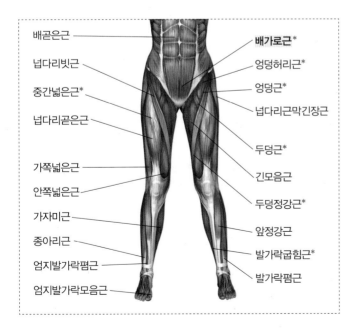

: 자세로 강화되는 근육
밑줄 없음 : 자세로 스트레칭되는 근육
＊기호는 깊은 근육을 표시한다.

산스크리트어 풀이
• Agnistambhasana 아그니스탐바아사나
• agni = 불
• stambha = 기둥

효과
• 골반과 사타구니 스트레칭

금지
• 무릎 부상
• 사타구니 부상

주의점

• 발과 발목이 아래로 휘어지면
안 된다.

1 편안한 자세(수카아사나, 22쪽)를
취하고 앉아 상체를 길게 늘인다.

2 오른쪽 발목을 왼쪽 무릎 위에 놓
는다. 오른발이 왼쪽 무릎 바깥쪽
에 있어야 한다.

3 왼쪽 발목을 오른쪽 무릎 아래로
밀어 넣어 양쪽의 종아리를 겹친
다. 발끝을 몸통 쪽으로 당긴다.

4 척추를 길게 늘여 궁둥뼈부터 상
체를 곧게 세운다. 숨을 내쉬며,
골반을 열고 이완한다.

5 1분에서 3분간 자세를 유지한다.
다리를 풀고 왼쪽 다리를 위로 올
려 반대쪽으로도 수행한다.

배곧은근
넙다리빗근
중간넓은근＊
넙다리곧은근
가쪽넓은근
안쪽넓은근
가자미근
종아리근
엄지발가락폄근
엄지발가락모음근

배가로근＊
엉덩허리근＊
엉덩근＊
넙다리근막긴장근
두덩근＊
긴모음근
두덩정강근＊
앞정강근
발가락굽힘근＊
발가락폄근

바른 자세 코치

• 무릎을 옆으로 벌리는 것이 아니라
골반을 연다.
• 발목을 반대편 무릎 아래에 놓는 것
이 불편하면 아래쪽에 있는 발을 엉
덩이 가까이 끌어당기고 위쪽에 있는
발목의 위치에 집중한다.

다음 근육에 효과가 있다

• 엉덩허리근   • 두덩근
• 엉덩근   • 가쪽넓은근
• 큰모음근   • 안쪽넓은근
• 긴모음근   • 두덩정강근
• 넙다리근막긴장근   • 넙다리빗근

소머리 자세

고무카아사나 *Gomukhasana* / 수준 ★★★☆☆

산스크리트어 풀이
- Gomukhasana 고무카아사나
- go = 소
- mukha = 머리

효과
- 엉덩이, 허벅지, 어깨, 세갈래근 스트레칭

금지
- 어깨 질환이나 부상

바른 자세 코치

- 중력에 의해 골반이 열리도록 한다.
- 위에 있는 다리의 반대편 팔꿈치가 천장을 향해야 한다.
- 등 뒤에서 깍지 끼는 것이 어렵다 면, 스트랩을 사용해서 양손을 최대 한 가까이 가져간다.

1 장작 자세 (아그니스탐바아사나, 117쪽)를 취해 오른쪽 다리를 왼 쪽 다리 위에 올리고 앉는다.

2 왼쪽 발목을 오른쪽으로, 오른쪽 발목을 왼쪽으로 보내 두 무릎을 겹친다. 발뒤꿈치는 엉덩이를 향 하게 한다. 양 발뒤꿈치를 엉덩 이에서 비슷한 간격으로 떨어뜨 린다.

3 엉덩이에 체중을 골고루 분산시 키며 척추를 길게 늘인다. 숨을 들이쉬며, 오른손을 옆으로 뻗어 바닥과 평행하게 만든다.

4 팔꿈치를 접고 어깨를 아래로 회 전시켜 손바닥이 뒤를 향하게 한 다. 손바닥이 위를 향하게 한 채 로 손을 뒤로 보내고 팔꿈치가 오 른쪽을 향하도록 접는다. 어깨를 회전시키면서 팔뚝이 척추와 평 행이 될 때까지 손을 위로 올린 다. 오른손이 양쪽 어깨뼈 중앙에 있어야 한다.

5 숨을 들이쉬면서, 왼 손바닥을 뒤 로 향한 채 왼팔을 천장 쪽으로 든다. 숨을 내쉬면서, 팔꿈치를 접어 왼손을 등 가운데로 보낸다.

6 두 손을 등 뒤에서 깍지 낀다. 가 슴을 펼치고 복부는 척추 쪽으로 끌어당긴다.

7 약 1분간 자세를 유지한다. 왼쪽 다리를 오른쪽 다리 위에 올리고 오른쪽 팔꿈치가 천장을 향하게 해 반대쪽으로도 수행한다.

주의점

- 골반이 바닥에서 떨어 지면 안 된다.

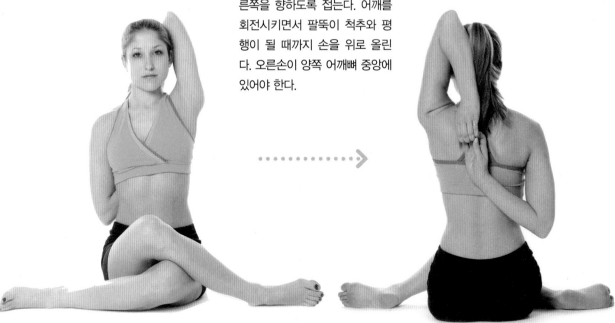

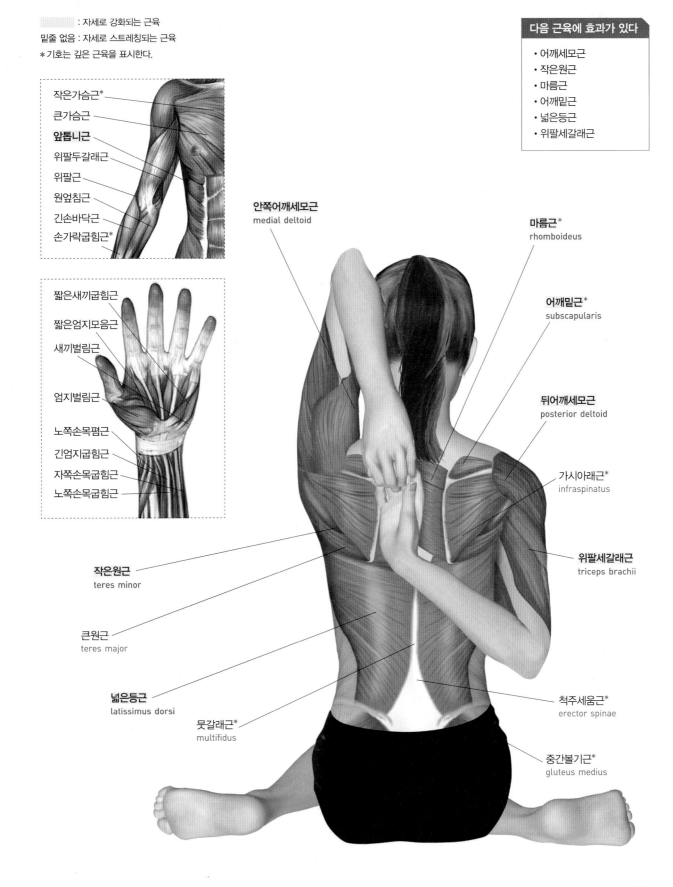

: 자세로 강화되는 근육
밑줄 없음 : 자세로 스트레칭되는 근육
＊기호는 깊은 근육을 표시한다.

다음 근육에 효과가 있다

- 어깨세모근
- 작은원근
- 마름근
- 어깨밑근
- 넓은등근
- 위팔세갈래근

작은가슴근＊
큰가슴근
앞톱니근
위팔두갈래근
위팔근
원엎침근
긴손바닥근
손가락굽힘근＊

짧은새끼굽힘근
짧은엄지모음근
새끼벌림근
엄지벌림근
노쪽손목폄근
긴엄지굽힘근
자쪽손목굽힘근
노쪽손목굽힘근

안쪽어깨세모근
medial deltoid

마름근＊
rhomboideus

어깨밑근＊
subscapularis

뒤어깨세모근
posterior deltoid

가시아래근＊
infraspinatus

위팔세갈래근
triceps brachii

작은원근
teres minor

큰원근
teres major

넓은등근
latissimus dorsi

뭇갈래근＊
multifidus

척주세움근＊
erector spinae

중간볼기근＊
gluteus medius

119

반연꽃 자세

아르다 파드마아사나 *Ardha Padmasana* / 수준 ★★★☆☆

산스크리트어 풀이

- Ardha Padmasana 아르다 파드마아사나
- ardha = 반
- padma = 연꽃

효과

- 골반, 허벅지, 무릎, 발목 스트레칭
- 복부 운동을 통한 소화 촉진

금지

- 무릎 부상

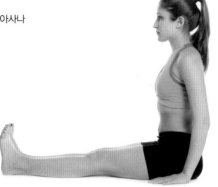

1 막대 자세(단다아사나, 23쪽)를 취하고 앉아 척추를 길게 늘인다.

2 오른쪽 무릎을 접어 옆으로 벌린다. 골반이 열리도록 이완하며 오른쪽 허벅지를 바닥으로 내린다.

3 몸을 살짝 앞으로 기울인 채로 양손으로 오른쪽 정강이를 잡는다. 오른발을 왼쪽 허벅지 위에 올려 발뒤꿈치가 사타구니에 맞닿게 한다. 다리의 회전이 골반에서 시작되어야 한다.

4 왼발을 오른쪽 허벅지 아래로 부드럽게 가져간다. 두 무릎을 서로 가깝게 당긴다. 사타구니로 바닥을 누르며 양쪽 궁둥뼈를 바닥에 고정한다.

5 척추를 위로 길게 늘린다. 두 손등을 각각 무릎 위에 놓고 집게손가락과 엄지손가락 끝을 맞닿게 한다.

6 이 자세에서 5초에서 1분간 머무른다. 왼쪽 다리를 위로 올리고 반대쪽으로도 수행한다.

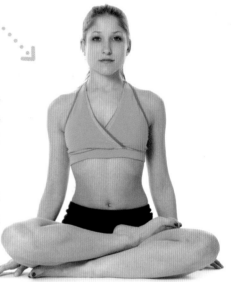

바른 자세 코치

- 양쪽을 같은 길이로 수행한다.

다음 근육에 효과가 있다

- 배곧은근
- 배가로근
- 앞정강근
- 넙다리빗근
- 넙다리곧은근

 주의점

- 위쪽의 발목이 꺾이지 않도록 한다.

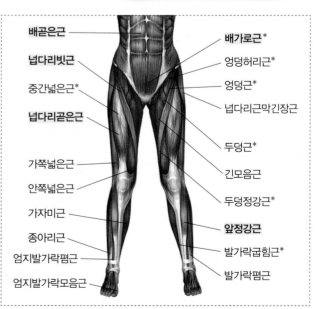

배곧은근
넙다리빗근
중간넓은근*
넙다리곧은근

가쪽넓은근
안쪽넓은근
가자미근
종아리근
엄지발가락폄근
엄지발가락모음근

배가로근*
엉덩허리근*
엉덩근*
넙다리근막긴장근
두덩근*
긴모음근
두덩정강근*
앞정강근
발가락굽힘근*
발가락폄근

연꽃 자세

파드마아사나 *Padmasana* / 수준 ★★★★★

산스크리트어 풀이

- Padmasana 파드마아사나
- padma = 연꽃

효과

- 골반, 허벅지, 무릎, 발목 스트레칭
- 소화 촉진
- 명상 준비를 위한 뇌 진정

금지

- 무릎 부상
- 골반 부상
- 발목 부상

다음 근육에 효과가 있다

- 배곧은근
- 배가로근
- 앞정강근

1 오른쪽 다리를 왼쪽 다리 위에 올린 반연꽃 자세(아르다 파드마아사나, 120쪽)에서 시작한다.

2 왼쪽 다리를 오른쪽 골반 아래로부터 빼내어 앞으로 뻗는다. 왼쪽 무릎을 접고 손으로 왼쪽 정강이를 잡는다. 살짝 뒤로 기대어 왼쪽 정강이를 오른쪽 정강이 위에 올리고 왼발 뒤꿈치를 오른쪽 허벅지 위에 올린다. 왼발 뒤꿈치를 사타구니 가까이 당긴다.

3 사타구니로 바닥을 누르며 골반이 열리도록 이완하고 양쪽 허벅지를 내린다. 양쪽 엉덩이를 바닥에 고정한다.

4 척추를 천장 쪽으로 길게 늘이고 양쪽 무릎 위에 각각 손을 올리고 집게손가락과 엄지손가락 끝을 맞닿게 한다.

5 이 자세에서 5초에서 1분간 머문다. 오른쪽 다리를 위로 올리고도 수행한다.

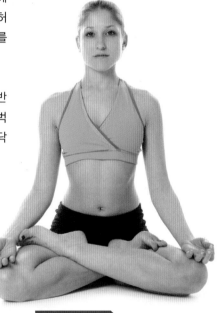

바른 자세 코치

- 척추를 곧게 펴는 것이 어려우면 접은 담요를 깔고 앉아 엉덩이가 무릎보다 높아지게 한다.

주의점

- 무릎에 무리가 가지 않도록 한다. 이 자세가 불편하다면 골반이 유연해질 때까지 반연꽃 자세(아르다 파드마아사나, 120쪽)나 나비 자세(밧다 코나아사나, 116쪽)를 수행한다.

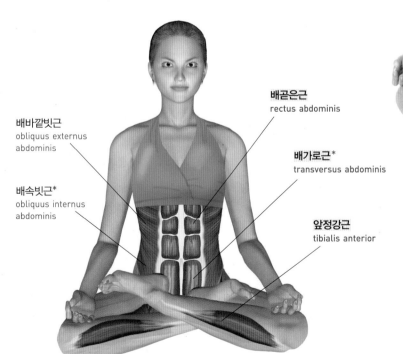

배바깥빗근
obliquus externus abdominis

배속빗근＊
obliquus internus abdominis

배곧은근
rectus abdominis

배가로근＊
transversus abdominis

앞정강근
tibialis anterior

보트 자세

파리푸르나 나바아사나 *Paripurna Navasana* / 수준 ★★★☆☆

산스크리트어 풀이
- Paripurna Navasana
  파리푸르나 나바아사나
- paripurna = 꽉 찬, 전체의, 완성된
- nava = 보트

효과
- 복근, 엉덩관절 굽힘근, 척추, 허벅지 근육 강화
- 햄스트링 스트레칭
- 소화 촉진
- 갑상선 기능 문제 완화

금지
- 목 주변의 불편함이나 부상
- 두통
- 허리 통증

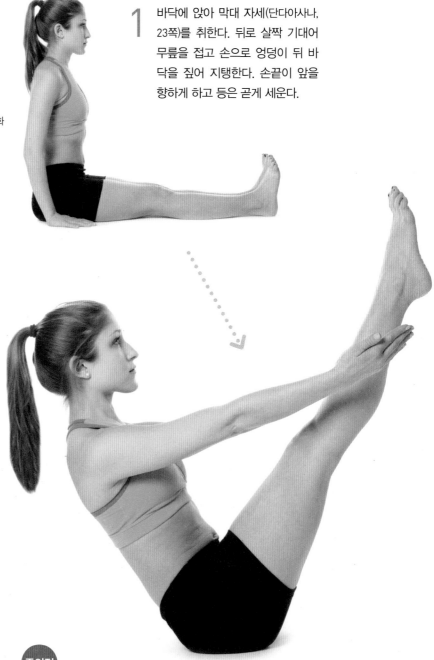

1 바닥에 앉아 막대 자세(단다아사나, 23쪽)를 취한다. 뒤로 살짝 기대어 무릎을 접고 손으로 엉덩이 뒤 바닥을 짚어 지탱한다. 손끝이 앞을 향하게 하고 등은 곧게 세운다.

2 숨을 내쉬며, 두 발을 바닥에서 들어 올리고 어깨를 뒤로 기댄다. 궁둥뼈과 꼬리뼈 사이에서 무게중심을 찾아 균형을 잡는다.

3 몸 앞에서 천천히 다리를 뻗어 상체와 45도 각도를 이루게 한다. 발가락을 앞으로 쭉 편다. 바닥과 평행이 되도록 양팔을 몸 옆으로 든다.

4 복근의 힘으로 균형을 잡고 복근을 척추 쪽으로 밀어 넣는다. 손끝까지 힘을 느끼며 팔을 앞으로 쭉 펴고 목뒤를 길게 늘인다.

바른 자세 코치
- 척추 위쪽의 긴장을 풀어 목을 이완하고 길게 유지한다.
- 다리를 뻗는 것이 힘들면 무릎을 살짝 접고 균형을 잡는다.

주의점
- 등이 굽지 않도록 한다. 등이 굽으면 허리에 체중이 실린다.

5 10초에서 20초간 자세를 유지한다.

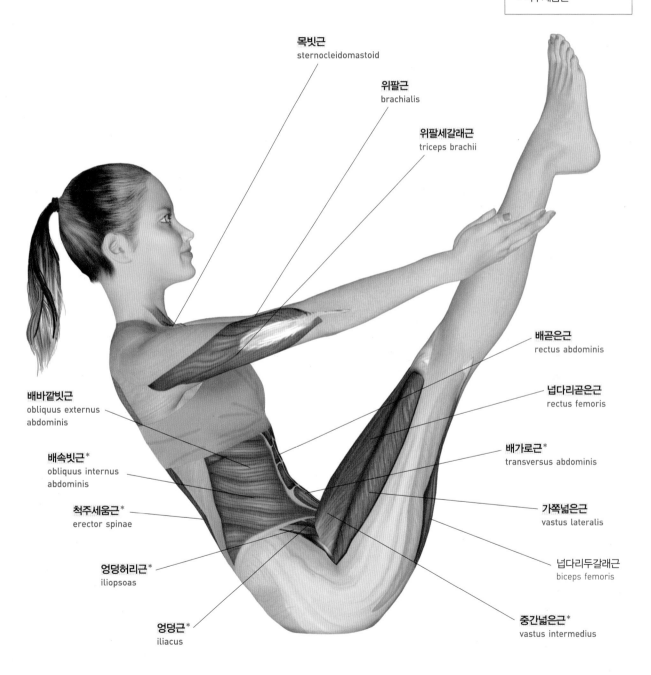

: 자세로 강화되는 근육
밑줄 없음 : 자세로 스트레칭되는 근육
*기호는 깊은 근육을 표시한다.

다음 근육에 효과가 있다

• 배곧은근
• 배속빗근
• 배바깥빗근
• 엉덩허리근
• 배가로근
• 중간넓은근
• 넙다리곧은근
• 엉덩근
• 척주세움근

목빗근
sternocleidomastoid

위팔근
brachialis

위팔세갈래근
triceps brachii

배곧은근
rectus abdominis

넙다리곧은근
rectus femoris

배바깥빗근
obliquus externus
abdominis

배속빗근*
obliquus internus
abdominis

배가로근*
transversus abdominis

척주세움근*
erector spinae

가쪽넓은근
vastus lateralis

엉덩허리근*
iliopsoas

넙다리두갈래근
biceps femoris

엉덩근*
iliacus

중간넓은근*
vastus intermedius

원숭이 자세

하누만아사나 *Hanumanasana* / 수준 ★★★★★

산스크리트어 풀이
- Hanumanasana 하누만아사나
- hanuman = 원숭이 우두머리의 모습을 한 힌두 신의 이름 또는 큰 입을 가진

효과
- 햄스트링과 사타구니 스트레칭

금지
- 햄스트링이나 사타구니 부상

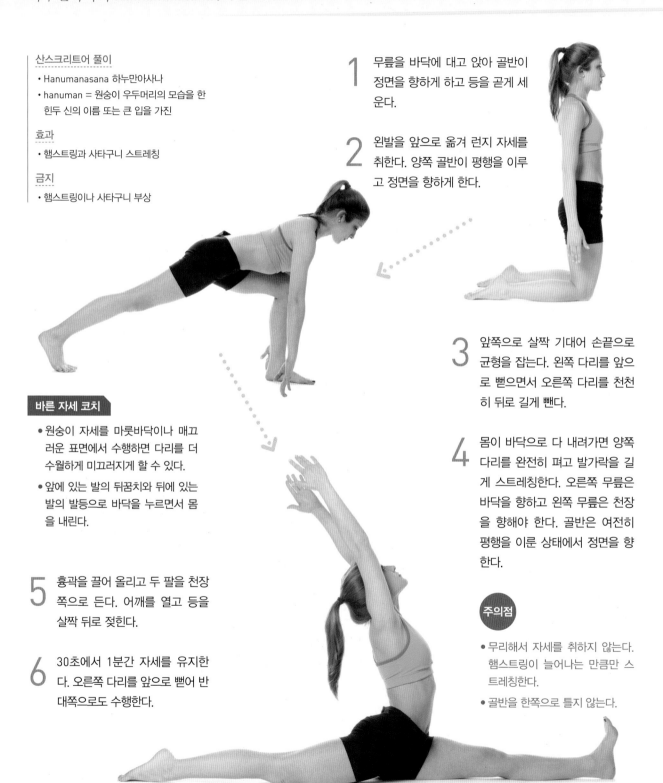

1 무릎을 바닥에 대고 앉아 골반이 정면을 향하게 하고 등을 곧게 세운다.

2 왼발을 앞으로 옮겨 런지 자세를 취한다. 양쪽 골반이 평행을 이루고 정면을 향하게 한다.

3 앞쪽으로 살짝 기대어 손끝으로 균형을 잡는다. 왼쪽 다리를 앞으로 뻗으면서 오른쪽 다리를 천천히 뒤로 길게 뺀다.

4 몸이 바닥으로 다 내려가면 양쪽 다리를 완전히 펴고 발가락을 길게 스트레칭한다. 오른쪽 무릎은 바닥을 향하고 왼쪽 무릎은 천장을 향해야 한다. 골반은 여전히 평행을 이룬 상태에서 정면을 향한다.

바른 자세 코치

- 원숭이 자세를 마룻바닥이나 매끄러운 표면에서 수행하면 다리를 더 수월하게 미끄러지게 할 수 있다.
- 앞에 있는 발의 뒤꿈치와 뒤에 있는 발의 발등으로 바닥을 누르면서 몸을 내린다.

5 흉곽을 끌어 올리고 두 팔을 천장 쪽으로 든다. 어깨를 열고 등을 살짝 뒤로 젖힌다.

6 30초에서 1분간 자세를 유지한다. 오른쪽 다리를 앞으로 뻗어 반대쪽으로도 수행한다.

주의점

- 무리해서 자세를 취하지 않는다. 햄스트링이 늘어나는 만큼만 스트레칭한다.
- 골반을 한쪽으로 틀지 않는다.

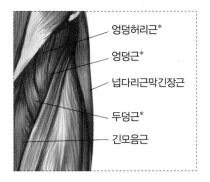

엉덩허리근＊

엉덩근＊

넙다리근막긴장근

두덩근＊

긴모음근

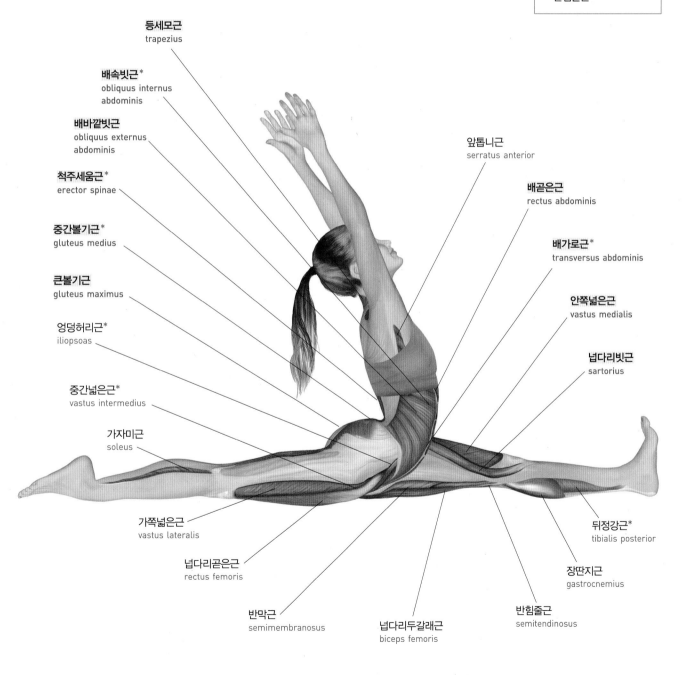

등세모근
trapezius

배속빗근＊
obliquus internus
abdominis

배바깥빗근
obliquus externus
abdominis

척주세움근＊
erector spinae

중간볼기근＊
gluteus medius

큰볼기근
gluteus maximus

엉덩허리근＊
iliopsoas

중간넓은근＊
vastus intermedius

가자미근
soleus

가쪽넓은근
vastus lateralis

넙다리곧은근
rectus femoris

반막근
semimembranosus

넙다리두갈래근
biceps femoris

앞톱니근
serratus anterior

배곧은근
rectus abdominis

배가로근＊
transversus abdominis

안쪽넓은근
vastus medialis

넙다리빗근
sartorius

뒤정강근＊
tibialis posterior

장딴지근
gastrocnemius

반힘줄근
semitendinosus

125

바라드바자의 틀기 자세 I

바라드바자아사나 I *Bharadvajasana I* / 수준 ★☆☆☆☆

산스크리트어 풀이

- Bharadvajasana I 바라드바자아사나 I
- Bharadvaja = 힌두 주요 선지자의 이름

효과

- 척추, 어깨, 골반 스트레칭
- 소화 촉진
- 스트레스 완화

금지

- 고혈압 또는 저혈압
- 설사

1 막대 자세(단다아사나, 23쪽)에서 시작한다.

2 오른쪽 엉덩이에 체중을 싣는다. 양쪽 무릎을 접은 후 왼쪽으로 넘겨 오른쪽 엉덩이에 기대어 앉는다. 발가락이 왼쪽을 향한 상태에서 왼쪽 허벅지는 오른쪽 종아리 위에, 왼쪽 발목은 오른발 위에 올려놓는다.

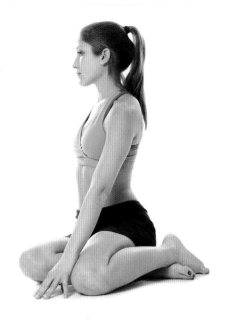

3 숨을 들이쉬며, 척추를 위로 길게 늘인다. 숨을 내쉬며, 오른쪽으로 몸을 비틀어 오른쪽 어깨 너머를 바라본다. 왼손은 오른쪽 무릎 근처에 두고, 오른손은 오른쪽 엉덩이 옆 바닥에 둔다.

주의점

- 흉곽이 튀어나오지 않도록 한다.
- 고개를 떨구지 않는다.

4 숨을 내쉴 때마다, 몸을 더욱더 깊게 비튼다. 상체는 계속 곧게 펴고 어깨뼈를 등에 견고하게 고정한다. 가능하다면 오른팔을 접어 등 뒤로 보낸다. 오른손으로 왼쪽 팔꿈치를 잡는다.

5 30초에서 1분간 자세를 유지한다. 반대쪽으로도 수행한다.

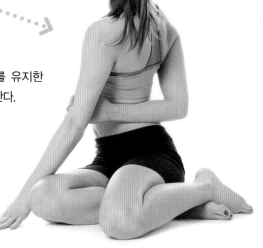

다음 근육에 효과가 있다

- 어깨세모근
- 마름근
- 넓은등근
- 가시아래근
- 큰원근
- 작은원근
- 척주세움근
- 뭇갈래근
- 배속빗근
- 배바깥빗근

바른 자세 코치

- 몸을 비트는 동안 양쪽 궁둥뼈를 바닥에 고정한다

널판근*
splenius

가시아래근*
infraspinatus

안쪽어깨세모근
medial deltoid

작은원근
teres minor

큰원근
teres major

배바깥빗근
obliquus externus
abdominis

배속빗근*
obliquus internus
abdominis

등세모근
trapezius

마름근*
rhomboideus

뒤어깨세모근
posterior deltoid

넓은등근
latissimus dorsi

뭇갈래근*
multifidus

척주세움근*
erector spinae

배가로근*
transversus abdominis

엉덩허리근*
iliopsoas

누워서 비트는 자세

수준 ★☆☆☆☆

산스크리트어 풀이
• 누워서 비트는 자세는 산스크리트어 이름이 없다.

효과
• 척추 긴장 완화
• 골반 이완
• 복부 탄력 개선

금지
• 어깨 관련 이상

1 송장 자세(사바아사나, 29쪽)로 눕는다. 발바닥을 바닥에 대고 무릎을 접는다. 손바닥이 천장을 향하게 하여 팔을 양쪽으로 뻗는다.

2 숨을 들이쉬며, 척추를 골반에서 목 윗부분까지 길게 늘인다. 엉덩이를 살짝 들었다가 발뒤꿈치 쪽 가까이 내려서 척추를 한층 더 길게 이완한다.

3 무릎을 굽힌 상태로 발을 바닥에서 떨어뜨린다.

4 숨을 내쉬면서, 무릎을 왼쪽으로 보내어 골반과 척추를 비튼다. 어깨뼈를 바닥에 고정하고 숨을 내쉴 때마다, 왼쪽 허벅지가 중력에 의해 바닥으로 자연스럽게 떨어지도록 한다. 고개를 오른쪽으로 돌린다.

5 30초에서 3분간 자세를 유지한다. 반대쪽으로도 수행한다.

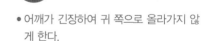

주의점

• 어깨가 긴장하여 귀 쪽으로 올라가지 않게 한다.
• 어깨뼈가 바닥에서 떨어지지 않아야 한다. 어깨가 딸려 올라오면 들린 어깨 쪽의 팔을 접고 갈비뼈 아래로 손을 넣어 지지한다.

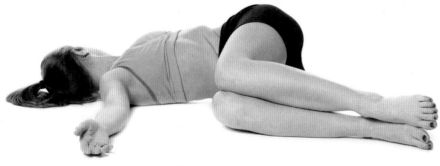

바른 자세 코치

- 가슴을 활짝 편다.
- 무릎을 바닥으로 내리는 것이 어렵다면 담요를 접어 무릎 아래에 받친다.
- 머리를 양방향으로 돌려본다. 머리 방향에 따라 이완 의 느낌이 달라진다.
- 긴장을 푼다. 근육을 억지로 스트레칭하지 않는다.

다음 근육에 효과가 있다

- 앞톱니근
- 배속빗근
- 배바깥빗근
- 넓은등근
- 척주세움근
- 허리네모근
- 엉덩정강근막띠

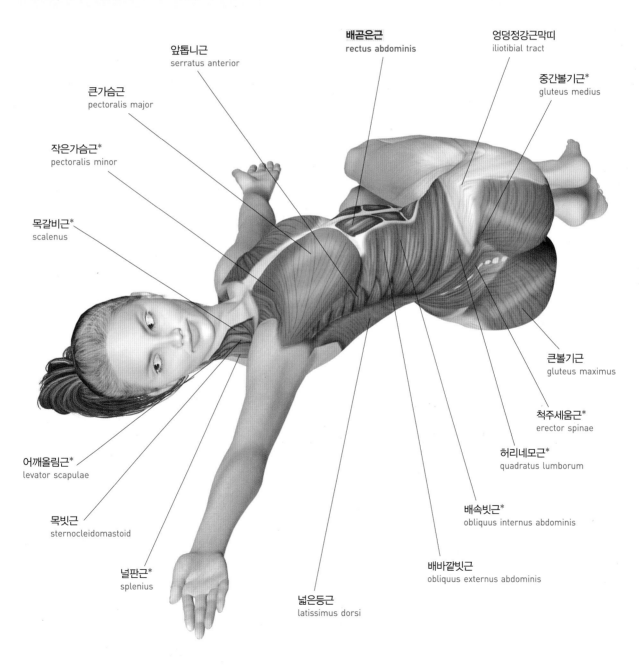

앞톱니근
serratus anterior

배곧은근
rectus abdominis

엉덩정강근막띠
iliotibial tract

중간볼기근＊
gluteus medius

큰가슴근
pectoralis major

작은가슴근＊
pectoralis minor

목갈비근＊
scalenus

큰볼기근
gluteus maximus

척주세움근＊
erector spinae

허리네모근＊
quadratus lumborum

어깨올림근＊
levator scapulae

배속빗근＊
obliquus internus abdominis

목빗근
sternocleidomastoid

널판근＊
splenius

배바깥빗근
obliquus externus abdominis

넓은등근
latissimus dorsi

머리에서 무릎 회전 자세

파리브르타 자누 시르샤아사나 *Parivrtta Janu Sirsasana* / 수준 ★★★☆☆

산스크리트어 풀이

- Parivrtta Janu Sirsasana
  파리브르타 자누 시르샤아사나
- parivrtta = 회전한
- janu = 무릎
- shiras = 머리
- '앉아서 다리 스트레칭 자세'라고도 불린다.

효과

- 햄스트링, 사타구니,
  어깨, 척추 스트레칭
- 소화 촉진

금지

- 무릎 부상
- 어깨 부상

바른 자세 코치

- 목뒤를 길게 유지한다.
- 가슴을 활짝 펴서 척추 전체를
  활처럼 휘게 한다.

주의점

- 뻗은 다리의 무릎을 굽히지 않도록 한다.
- 호흡을 멈추지 않는다.

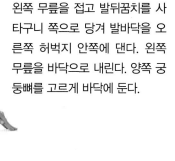

1 막대 자세(단다아사나, 23쪽)에서 시작한다. 다리를 넓게 벌린다. 왼쪽 무릎을 접고 발뒤꿈치를 사타구니 쪽으로 당겨 발바닥을 오른쪽 허벅지 안쪽에 댄다. 왼쪽 무릎을 바닥으로 내린다. 양쪽 궁둥뼈를 고르게 바닥에 둔다.

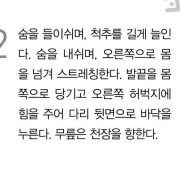

2 숨을 들이쉬며, 척추를 길게 늘인다. 숨을 내쉬며, 오른쪽으로 몸을 넘겨 스트레칭한다. 발끝을 몸 쪽으로 당기고 오른쪽 허벅지에 힘을 주어 다리 뒷면으로 바닥을 누른다. 무릎은 천장을 향한다.

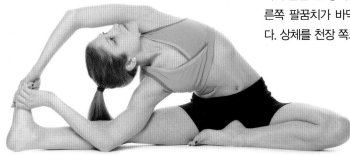

3 오른쪽 어깨를 오른쪽 허벅지 안쪽으로 부드럽게 가져간다. 오른쪽 무릎을 편 상태를 유지하며 오른쪽 팔꿈치가 바닥에 닿도록 한다. 상체를 천장 쪽으로 비튼다.

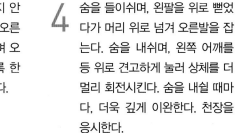

4 숨을 들이쉬며, 왼팔을 위로 뻗었다가 머리 위로 넘겨 오른발을 잡는다. 숨을 내쉬며, 왼쪽 어깨를 등 위로 견고하게 눌러 상체를 더 멀리 회전시킨다. 숨을 내쉴 때마다, 더욱 깊게 이완한다. 천장을 응시한다.

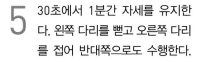

5 30초에서 1분간 자세를 유지한다. 왼쪽 다리를 뻗고 오른쪽 다리를 접어 반대쪽으로도 수행한다.

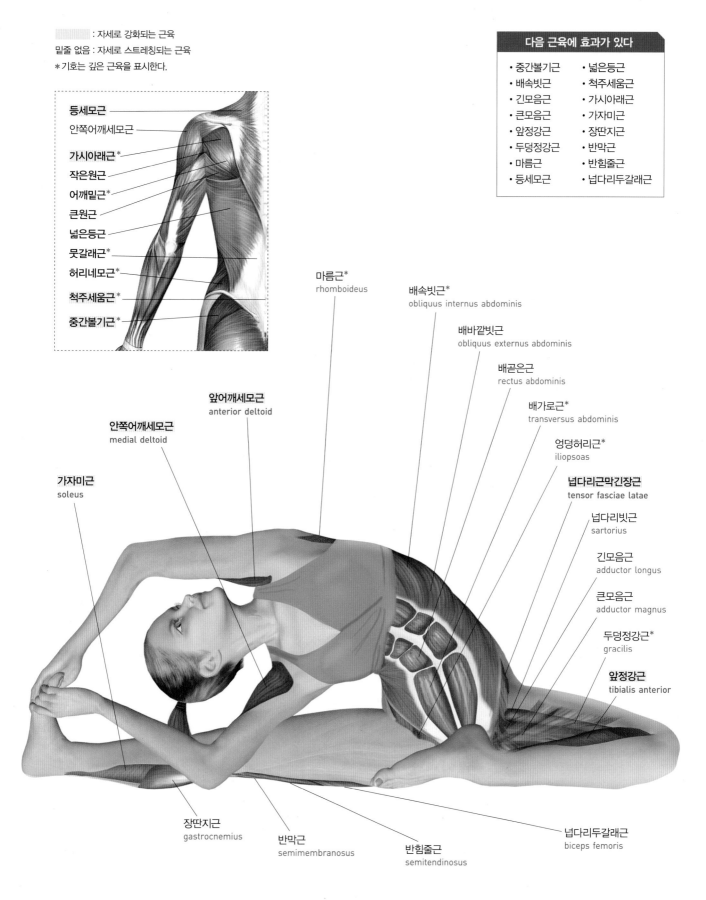

: 자세로 강화되는 근육

밑줄 없음 : 자세로 스트레칭되는 근육

＊기호는 깊은 근육을 표시한다.

등세모근

안쪽어깨세모근

가시아래근＊

작은원근

어깨밑근＊

큰원근

넓은등근

뭇갈래근＊

허리네모근＊

척주세움근＊

중간볼기근＊

마름근＊
rhomboideus

배속빗근＊
obliquus internus abdominis

배바깥빗근
obliquus externus abdominis

배곧은근
rectus abdominis

배가로근＊
transversus abdominis

엉덩허리근＊
iliopsoas

넙다리근막긴장근
tensor fasciae latae

넙다리빗근
sartorius

긴모음근
adductor longus

큰모음근
adductor magnus

두덩정강근＊
gracilis

앞정강근
tibialis anterior

앞어깨세모근
anterior deltoid

안쪽어깨세모근
medial deltoid

가자미근
soleus

장딴지근
gastrocnemius

반막근
semimembranosus

반힘줄근
semitendinosus

넙다리두갈래근
biceps femoris

마리치의 자세 III

마리챠아사나 *III Marichyasana III* / 수준 ★☆☆☆☆

산스크리트어 풀이

- Marichyasana III 마리챠아사나 III
- marichi = 한줄기의 빛 또는 우주의 신성한 법칙인 다르마를 직관하는 힌두 선각자의 이름
- '현인의 자세'라고도 불린다.

효과

- 소화 촉진
- 척추 강화 및 스트레칭
- 내장의 독소 제거

금지

- 고혈압 또는 저혈압
- 등 부상

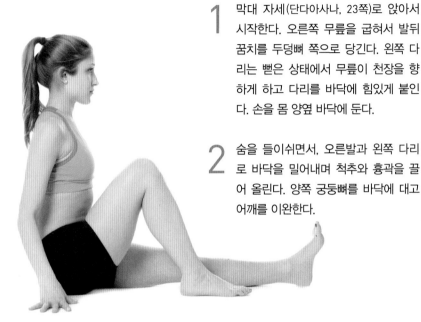

1 막대 자세(단다아사나, 23쪽)로 앉아서 시작한다. 오른쪽 무릎을 굽혀서 발뒤꿈치를 두덩뼈 쪽으로 당긴다. 왼쪽 다리는 뻗은 상태에서 무릎이 천장을 향하게 하고 다리를 바닥에 힘있게 붙인다. 손을 몸 양옆 바닥에 둔다.

2 숨을 들이쉬면서, 오른발과 왼쪽 다리로 바닥을 밀어내며 척추와 흉곽을 끌어 올린다. 양쪽 궁둥뼈를 바닥에 대고 어깨를 이완한다.

3 숨을 내쉬면서, 오른쪽 무릎을 향해 몸을 비튼다. 왼손을 오른쪽 허벅지 바깥에 대고 무릎을 복부 쪽으로 당긴다. 오른손 끝으로 엉덩이 뒤쪽 바닥을 눌러 몸을 지지한다. 머리를 오른쪽으로 돌린다.

4 숨을 내쉴 때마다, 더욱 깊게 몸을 비튼다. 가능하면 왼쪽 팔꿈치를 오른쪽 무릎 바깥쪽에 올린다. 상체 윗부분을 약간 젖혀 뒤로 살짝 기댄다. 이렇게 하면 척추 전체를 비틀 수 있다.

5 30초에서 1분간 자세를 유지한다. 숨을 내쉬면서, 천천히 몸을 되돌린 후에 왼쪽 다리를 접고 오른쪽 팔꿈치를 왼쪽 무릎에 올려놓은 채로 반복한다.

주의점

- 어깨가 긴장하여 귀 쪽으로 올라가지 않도록 한다.
- 척추가 둥글게 말리지 않게 한다.
- 몸을 무리하게 비틀지 않는다. 바른 자세를 유지하면서 천천히 부드럽게 몸을 돌린다.

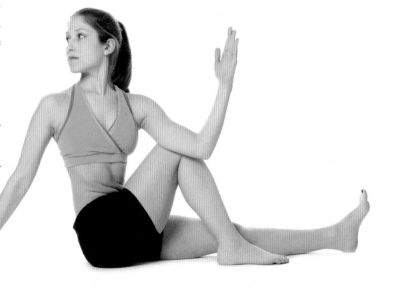

: 자세로 강화되는 근육

밑줄 없음 : 자세로 스트레칭되는 근육

＊기호는 깊은 근육을 표시한다.

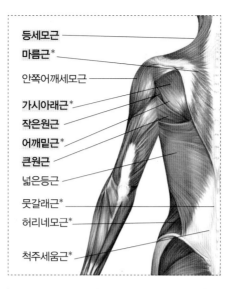

등세모근
마름근＊
안쪽어깨세모근
가시아래근＊
작은원근
어깨밑근＊
큰원근
넓은등근
뭇갈래근＊
허리네모근＊
척주세움근＊

다음 근육에 효과가 있다

- 넓은등근
- 뭇갈래근
- 허리네모근
- 척주세움근
- 배속빗근
- 배바깥빗근
- 마름근

바른 자세 코치

- 양쪽 궁둥뼈가 균등하게 바닥에 닿도록 한다.
- 아래에서 위로 올라가며 몸을 비튼다. 척추의 아랫부분부터 몸통, 흉곽을 차례로 회전시킨다.

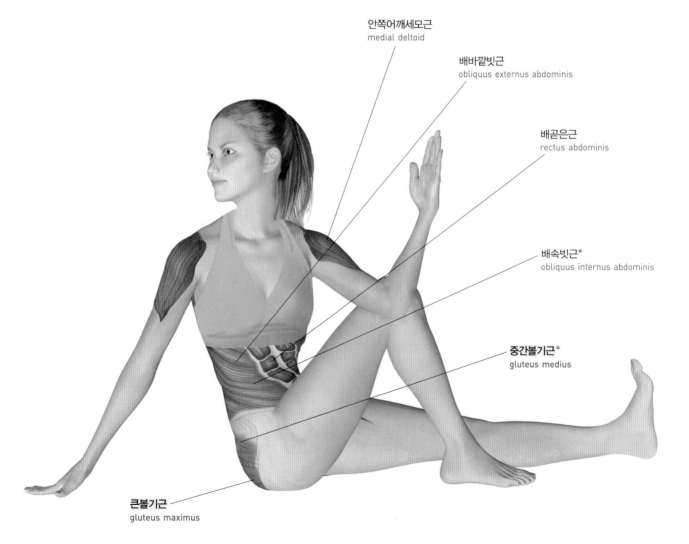

안쪽어깨세모근
medial deltoid

배바깥빗근
obliquus externus abdominis

배곧은근
rectus abdominis

배속빗근＊
obliquus internus abdominis

중간볼기근＊
gluteus medius

큰볼기근
gluteus maximus

반 물고기의 왕 자세

아르다 마첸드라아사나 *Ardha Matsyendrasana* / 수준 ★★★☆☆

산스크리트어 풀이

- Ardha Matsyendrasana
  아르다 마첸드라아사나
- ardha = 반
- matsya = 물고기
- indra = 왕, 지도자

효과

- 소화 촉진
- 골반, 척추, 어깨 스트레칭
- 등 통증과 생리통 완화

금지

- 등 부상

주의점

- 어깨가 긴장하여 귀 쪽으로 올라가지 않도록 한다.
- 척추가 둥글게 말리지 않도록 한다.
- 세운 다리가 바닥에서 떨어지면 안 된다.

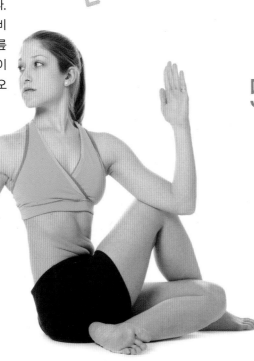

1 막대 자세(단다아사나, 23쪽)로 앉는다. 오른쪽 무릎을 접고 오른발을 왼쪽 다리 너머로 보낸다. 오른발을 왼쪽 허벅지 바깥쪽 바닥에 내려놓는다.

2 동시에 왼쪽 무릎을 접어서 허벅지가 바닥에 닿도록 한다. 왼발 뒤꿈치가 오른쪽 엉덩이를 향해야 한다.

3 숨을 들이쉬며, 척추와 가슴은 길게 끌어 올리고 어깨는 이완한다. 숨을 내쉬며, 오른쪽으로 몸을 비튼다. 왼쪽 팔꿈치를 오른쪽 무릎 바깥쪽에 두고 오른손은 엉덩이 뒤 바닥에 내려놓는다. 고개를 오른쪽으로 돌린다.

4 숨을 내쉴 때마다, 몸을 더 멀리 회전시킨다. 상체 윗부분을 약간 젖혀 몸을 살짝 뒤로 기댄다. 왼팔을 사용하여 오른쪽 허벅지를 복부에 가까이 가져온다. 척추를 아래에서 위로 계속 끌어 올리고 꼬리뼈는 바닥 쪽으로 내린다. 오른손을 지렛대로 삼으면 몸을 더 깊게 비틀 수 있다.

5 30초에서 1분간 자세를 유지한다. 숨을 내쉬며 부드럽게 정자세로 돌아온 후, 왼쪽 다리를 오른쪽 허벅지 너머로 보내 반대쪽으로도 수행한다.

바른 자세 코치

- 척추의 정렬을 유지하면서 세운 다리의 허벅지와 상체를 최대한 가깝게 한다.
- 척추 전체를 비틀면서 어깨뼈를 등 위에 견고하게 밀착한다.

변형 자세

더 쉬운 방법으로 수행하려면 아래쪽 다리를 펴면 된다. 아래쪽 다리의 발뒤꿈치를 몸 쪽으로 끌어당길 때 양쪽 넝넝이를 보누 바닥에 대고 있는 것이 어렵다면 다리를 편 채로 둔다. 상체를 회전시키기 전에 양쪽 궁둥뼈를 바닥에 붙이고 척추를 길게 늘인다.

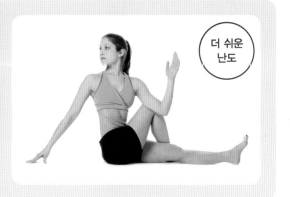

더 쉬운 난도

▨▨▨ : 자세로 강화되는 근육
밑줄 없음 : 자세로 스트레칭되는 근육
* 기호는 깊은 근육을 표시한다.

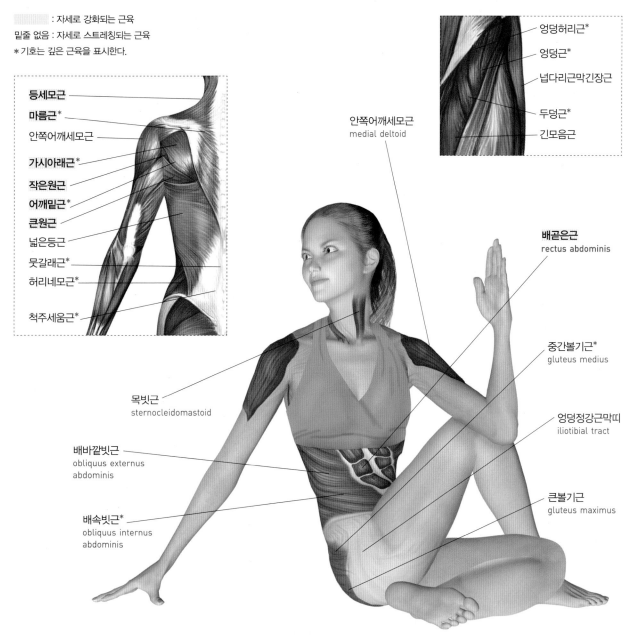

등세모근
마름근*
안쪽어깨세모근
가시아래근*
작은원근
어깨밑근*
큰원근
넓은등근
뭇갈래근*
허리네모근*
척주세움근*

엉덩허리근*
엉덩근*
넙다리근막긴장근
두덩근*
긴모음근

안쪽어깨세모근
medial deltoid

배곧은근
rectus abdominis

중간볼기근*
gluteus medius

엉덩정강근막띠
iliotibial tract

큰볼기근
gluteus maximus

목빗근
sternocleidomastoid

배바깥빗근
obliquus externus abdominis

배속빗근*
obliquus internus abdominis

회전 의자 자세

파리브르타 웃카타아사나 *Parivrtta Utkatasana* / 수준 ★☆☆☆☆

산스크리트어 풀이

- Parivrtta Utkatasana
  파리브르타 웃카타아사나
- parivrtta = 회전하다, 비틀다
- utkatasana = 의자

효과

- 소화 촉진
- 척추 스트레칭
- 허벅지 근육, 엉덩이 근육, 복근 강화

금지

- 등 부상

1 산 자세(타다아사나, 34쪽)를 취하고 선 후에 두 팔을 천장 쪽으로 올리며 의자 자세(웃카타아사나, 39쪽)로 내려간다. 등을 약간 뒤로 젖혀 체중이 발뒤꿈치에 실리게 한다.

2 두 다리를 강하게 모으고 숨을 들이쉬며, 두 손을 모아 합장하여 가슴 앞으로 내린다.

3 다리를 반쯤 굽힌 자세에서 내쉬는 숨에, 척추를 길게 늘이며 오른쪽으로 몸을 회전시킨다. 척추, 상체, 어깨를 모두 비틀고, 왼쪽 팔꿈치를 오른쪽 허벅지 바깥쪽에 둔다. 천장을 바라본다.

주의점

- 몸을 비틀 때 굽힌 다리를 펴지 않는다.
- 팔꿈치로 누를 때 과하게 몸을 비틀지 않도록 한다.

4 숨을 내쉴 때마다, 왼쪽 팔꿈치를 향해 더 깊게 몸을 비튼다.

5 10초에서 30초간 자세를 유지한다. 숨을 내쉬며, 몸을 정자세로 돌리고 산 자세로 돌아온다. 반대쪽으로도 수행한다.

바른 자세 코치

- 복부를 척추 쪽으로 당긴다. 단, 복부 근육이 긴장하면 비틀기를 충분히 할 수 없으므로 너무 힘을 주지 않는다.

다음 근육에 효과가 있다

- 배곧은근
- 배속빗근
- 배가로근
- 넙다리두갈래근
- 넙다리곧은근
- 배바깥빗근
- 중간볼기근
- 큰볼기근

안쪽어깨세모근
medial deltoid

배바깥빗근
obliquus externus abdominis

배속빗근＊
obliquus internus abdominis

배곧은근
rectus abdominis

배가로근＊
transversus abdominis

목빗근
sternocleidomastoid

앞어깨세모근
anterior deltoid

중간볼기근＊
gluteus medius

큰볼기근
gluteus maximus

넙다리두갈래근
biceps femoris

반막근
semimembranosus

넙다리곧은근
rectus femoris

반힘줄근
semitendinosus

등세모근

안쪽어깨세모근

가시아래근＊

작은원근

어깨밑근＊

큰원근

넓은등근

허리네모근＊

척주세움근＊

137

앉은 자세와 비틀기 자세

영웅 자세 → 114쪽
비라아사나

- 어깨가 긴장하여 귀 쪽으로 올라가지 않게 한다.
- 발바닥이 바깥을 향하면 안 된다.
- 발뒤꿈치 위에 앉지 않는다.

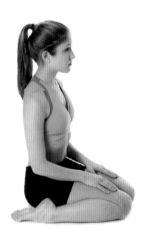

누운 영웅 자세 → 115쪽
숩타 비라아사나

- 무릎을 골반 너비보다 넓게 벌리지 않는다.
- 억지로 눕지 않는다. 몸을 이완하고 기댄 채로 계속 호흡한다.

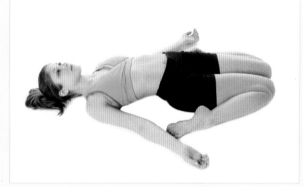

나비 자세 → 116쪽
밧다 코나아사나

- 손으로 무릎을 눌러 억지로 내리지 않는다.
- 등이 둥글게 말리지 않도록 한다.

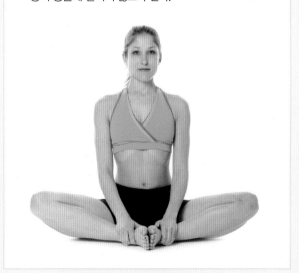

장작 자세 → 117쪽
아그니스탐바아사나

- 발과 발목이 아래로 휘어지면 안 된다.

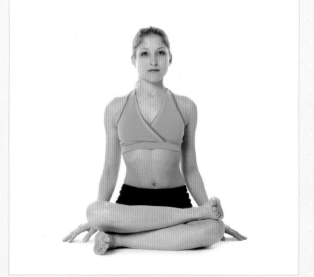

소머리 자세 → 118쪽
고무카아사나

- 골반이 바닥에서 떨어지면 안 된다.

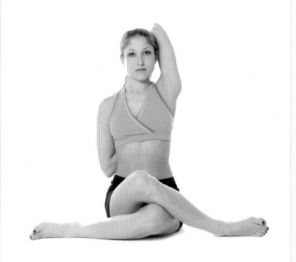

반연꽃 자세 → 120쪽
아르다 파드마아사나

- 위쪽의 발목이 꺾이지 않도록 한다.

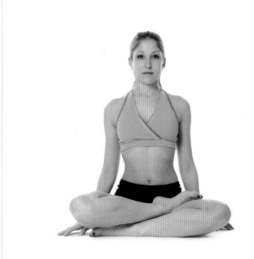

연꽃 자세 → 121쪽
파드마아사나

- 무릎에 무리가 가지 않도록 한다. 이 자세가 불편하다면 골반이 유연해질 때까지 반연꽃 자세나 나비 자세를 수행한다.

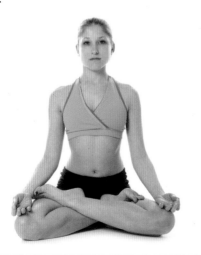

보트 자세 → 122쪽
파리푸르나 나바아사나

- 등이 굽지 않도록 한다. 등이 굽으면 허리에 체중이 실린다.

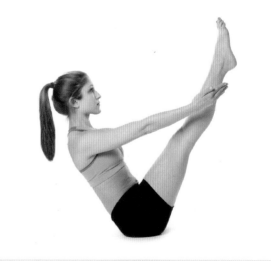

앉은 자세와 비틀기 자세

원숭이 자세 → 124쪽
하누만아사나

- 무리해서 자세를 취하지 않는다. 햄스트링이 늘어나는 만큼만 스트레칭한다.
- 골반을 한쪽으로 틀지 않는다.

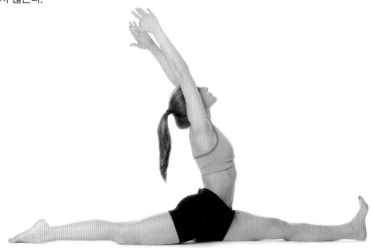

바라드바자의 틀기 자세 I → 126쪽
바라드바자아사나 I

- 흉곽이 튀어나오지 않도록 한다.
- 고개를 떨구지 않는다.

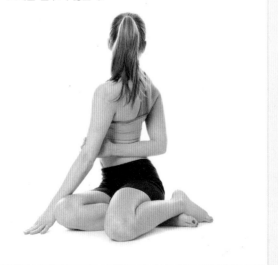

누워서 비트는 자세 → 128쪽

- 어깨가 긴장하여 귀 쪽으로 올라가지 않게 한다.
- 어깨뼈가 바닥에서 떨어지지 않아야 한다. 어깨가 딸려 올라오면 들린 어깨 쪽의 팔을 접고 갈비뼈 아래로 손을 넣어 지지한다.

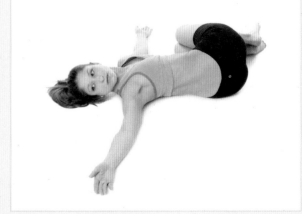

머리에서 무릎 회전 자세 → 130쪽
파리브르타 자누 시르샤아사나

- 뻗은 다리의 무릎을 굽히지 않도록 한다.
- 호흡을 멈추지 않는다.

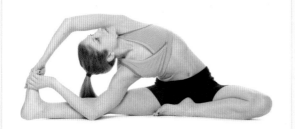

마리치의 자세 III → 132쪽
마리챠아사나 III

- 어깨가 긴장하여 귀 쪽으로 올라가지 않도록 한다.
- 척추가 둥글게 말리지 않게 한다.
- 몸을 무리하게 비틀지 않는다. 바른 자세를 유지하면서 천천히 부드럽게 몸을 돌린다.

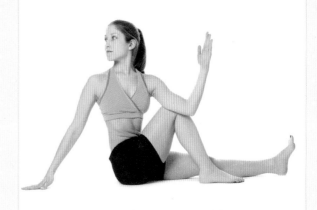

반 물고기의 왕 자세 → 134쪽
아르다 마첸드라아사나

- 어깨가 긴장하여 귀 쪽으로 올라가지 않도록 한다.
- 척추가 둥글게 말리지 않도록 한다.
- 세운 다리가 바닥에서 떨어지면 안 된다.

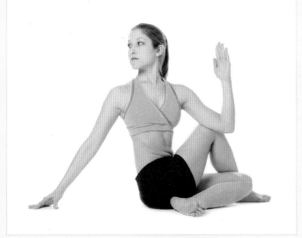

회전 의자 자세 → 136쪽
파리브르타 웃카타아사나

- 몸을 비틀 때 굽힌 다리를 펴지 않는다.
- 팔꿈치로 누를 때 과하게 몸을 비틀지 않도록 한다.

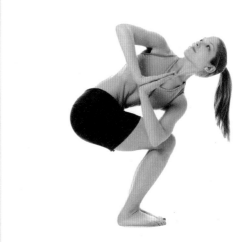

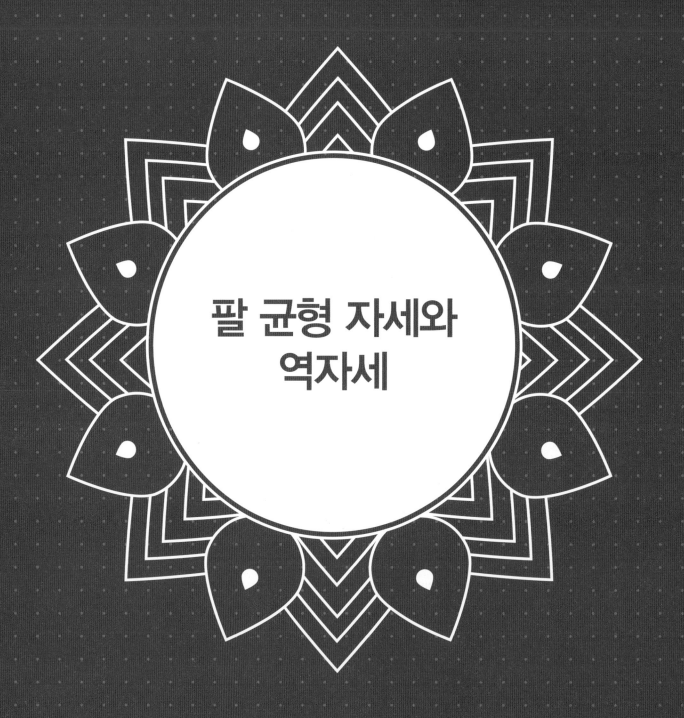

팔 균형 자세와
역자세

나이가 들수록 뼈와 상체의 힘이 약해지면서 부상의 위험이 커지고 일상에도 지장이 생긴다. 뼈와 근육이 약해지는 것을 막아주는 팔 균형 자세는 팔, 어깨, 가슴을 강화하고 골다공증을 예방한다. 몸의 균형을 잡고 몸을 지탱함으로써 복부의 힘도 길러진다. 팔 균형 자세를 수행하려면 척추와 골반에 어느 정도의 유연성이 필요하다. 균형을 잃고 넘어지는 것에 대한 두려움은 당연하니, 불필요한 긴장은 떨쳐버리자. 꾸준한 수행으로 상체의 힘을 길러 두려움을 극복하자.

역자세는 머리를 심장 아래로 이동시켜 몸이 중력으로부터 받은 영향을 되돌린다. 혈액 순환을 촉진하고 건강한 폐 조직을 키워주므로 심혈관계, 림프계, 신경계, 내분비계에 좋다. 역자세를 처음 수행한다면 짧은 시간 동안 자세를 취하고 목에 무리가 가지 않도록 한다.

YOGA
ANATOMY

위를 향한 플랭크 자세

푸르보타나아사나 *Purvottanasana* / 수준 ★★★☆☆

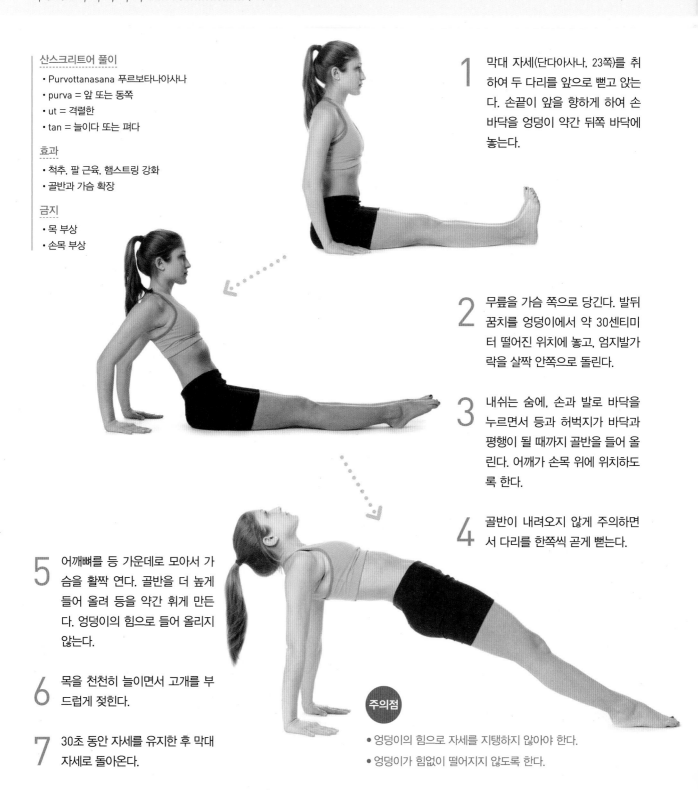

산스크리트어 풀이
- Purvottanasana 푸르보타나아사나
- purva = 앞 또는 동쪽
- ut = 격렬한
- tan = 늘이다 또는 펴다

효과
- 척추, 팔 근육, 햄스트링 강화
- 골반과 가슴 확장

금지
- 목 부상
- 손목 부상

1 막대 자세(단다아사나, 23쪽)를 취하여 두 다리를 앞으로 뻗고 앉는다. 손끝이 앞을 향하게 하여 손바닥을 엉덩이 약간 뒤쪽 바닥에 놓는다.

2 무릎을 가슴 쪽으로 당긴다. 발뒤꿈치를 엉덩이에서 약 30센티미터 떨어진 위치에 놓고, 엄지발가락을 살짝 안쪽으로 돌린다.

3 내쉬는 숨에, 손과 발로 바닥을 누르면서 등과 허벅지가 바닥과 평행이 될 때까지 골반을 들어 올린다. 어깨가 손목 위에 위치하도록 한다.

4 골반이 내려오지 않게 주의하면서 다리를 한쪽씩 곧게 뻗는다.

5 어깨뼈를 등 가운데로 모아서 가슴을 활짝 연다. 골반을 더 높게 들어 올려 등을 약간 휘게 만든다. 엉덩이의 힘으로 들어 올리지 않는다.

6 목을 천천히 늘이면서 고개를 부드럽게 젖힌다.

7 30초 동안 자세를 유지한 후 막대 자세로 돌아온다.

주의점
- 엉덩이의 힘으로 자세를 지탱하지 않아야 한다.
- 엉덩이가 힘없이 떨어지지 않도록 한다.

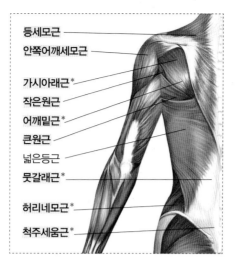

▨▨▨ : 자세로 강화되는 근육

밑줄 없음 : 자세로 스트레칭되는 근육

＊기호는 깊은 근육을 표시한다.

바른 자세 코치

- 등이 과도하게 휘지 않도록 햄스트 링과 어깨를 사용하여 골반과 가슴 을 연다. 햄스트링이 약하면 골반을 들어 올린 상태에서 무릎을 굽힌다.

- 고르게 호흡한다. 호흡을 통해 등 윗부분을 더욱 넓게 확장한다.

등세모근

안쪽어깨세모근

가시아래근＊

작은원근

어깨밑근＊

큰원근

넓은등근

뭇갈래근＊

허리네모근＊

척주세움근＊

다음 근육에 효과가 있다

- 어깨세모근
- 위팔세갈래근
- 큰원근
- 작은원근
- 척주세움근
- 큰볼기근
- 중간볼기근
- 큰모음근
- 넙다리두갈래근

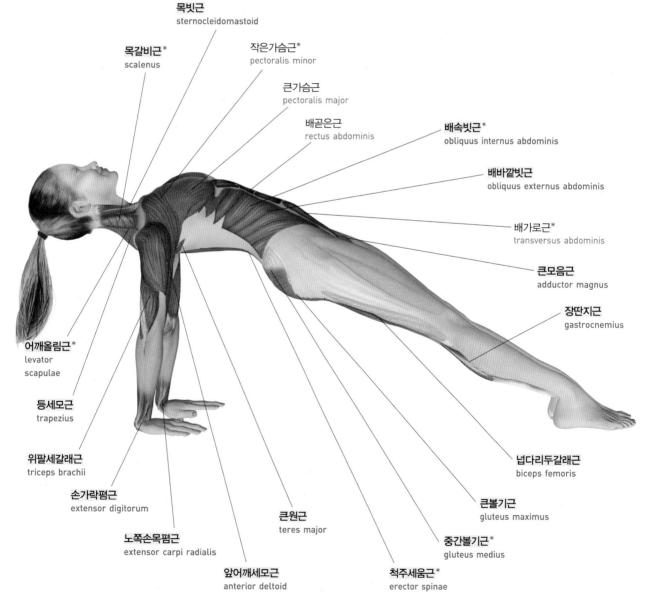

목빗근
sternocleidomastoid

목갈비근＊
scalenus

작은가슴근＊
pectoralis minor

큰가슴근
pectoralis major

배곧은근
rectus abdominis

배속빗근＊
obliquus internus abdominis

배바깥빗근
obliquus externus abdominis

배가로근＊
transversus abdominis

큰모음근
adductor magnus

장딴지근
gastrocnemius

어깨올림근＊
levator
scapulae

등세모근
trapezius

위팔세갈래근
triceps brachii

손가락폄근
extensor digitorum

노쪽손목폄근
extensor carpi radialis

앞어깨세모근
anterior deltoid

큰원근
teres major

척주세움근＊
erector spinae

중간볼기근＊
gluteus medius

큰볼기근
gluteus maximus

넙다리두갈래근
biceps femoris

까마귀 자세

바카아사나 *Bakasana* / 수준 ★★★☆☆

산스크리트어 풀이

• Bakasana 바카아사나
• baka = 까마귀 또는 왜가리
• '두루미 자세'라고도 불린다.

효과

• 팔 근육과 복근 강화
• 팔과 복부의 탄력 개선
• 손목 강화
• 균형 감각 향상

금지

• 손목굴증후군
• 임신

1 화환 자세(말라아사나, 36쪽)에서 시작한다. 발과 무릎을 골반 너비보다 넓게 벌리고 깊게 앉는다.

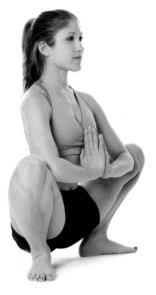

2 상체를 앞으로 기대면서 팔을 앞으로 뻗어 손을 바닥에 댄다. 손을 안쪽으로 살짝 돌리고 손가락을 넓게 편다.

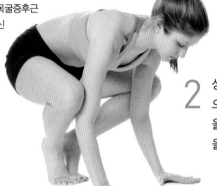

3 팔꿈치를 굽히고 팔 윗부분에 무릎을 기댄다. 까치발을 하고 상체를 앞으로 기울여 허벅지는 가슴에, 정강이는 위팔에 댄다. 등을 둥글게 하고 손목에 무게를 천천히 싣는다.

바른 자세 코치

• 떨어지는 것이 걱정된다면 몸 앞에 담요를 두고 수행한다.
• 몸 앞 바닥의 한 점을 응시하면 균형을 잡는데 도움이 된다.

4 숨을 내쉬며, 한 발씩 천천히 바닥에서 뗀다. 머리는 중립에 둔 채로 무게 중심을 찾는다.

5 20초에서 1분간 자세를 유지한다.

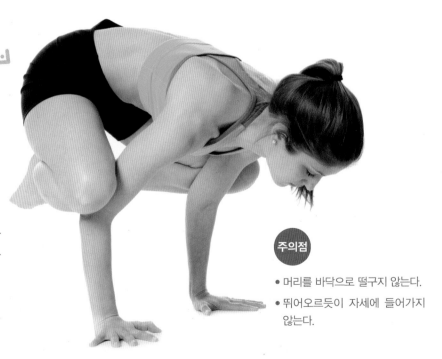

주의점

• 머리를 바닥으로 떨구지 않는다.
• 뛰어오르듯이 자세에 들어가지 않는다.

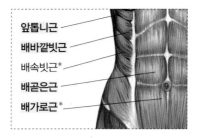

앞톱니근
배바깥빗근
배속빗근＊
배곧은근
배가로근＊

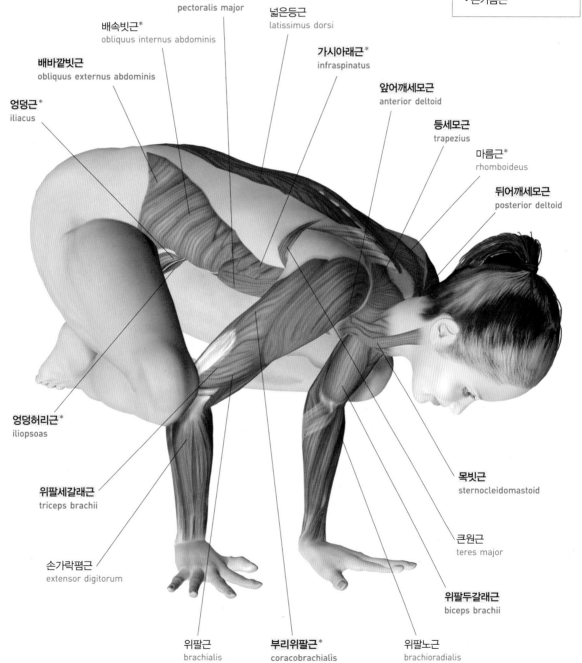

큰가슴근
pectoralis major

넓은등근
latissimus dorsi

배속빗근＊
obliquus internus abdominis

가시아래근＊
infraspinatus

배바깥빗근
obliquus externus abdominis

앞어깨세모근
anterior deltoid

엉덩근＊
iliacus

등세모근
trapezius

마름근＊
rhomboideus

뒤어깨세모근
posterior deltoid

엉덩허리근＊
iliopsoas

목빗근
sternocleidomastoid

위팔세갈래근
triceps brachii

손가락폄근
extensor digitorum

큰원근
teres major

위팔근
brachialis

부리위팔근＊
coracobrachialis

위팔노근
brachioradialis

위팔두갈래근
biceps brachii

옆 까마귀 자세

파르스바 바카아사나 *Parsva Bakasana* / 수준 ★★★★★

산스크리트어 풀이
- Parsva Bakasana 파르스바 바카아사나
- baka = 까마귀 또는 왜가리
- parsva = 옆
- '옆 두루미 자세'라고도 불린다.

효과
- 팔 근육과 복근 강화
- 팔과 복부의 탄력 개선
- 손목 강화
- 균형 감각 향상

금지
- 손목 부상
- 허리 부상

바른 자세 코치

- 떨어지는 것이 걱정되면 몸 앞에 담요를 두고 수행한다.
- 시선을 약간 앞으로 두어 바닥의 한 점을 응시하면 균형을 잡는 데 도움이 된다.
- 자세에 들어갈 때 몸을 깊게 비트는 것에 집중한다.

주의점

- 고개를 떨구지 않는다.
- 뛰어올라서 자세로 들어가지 않는다.

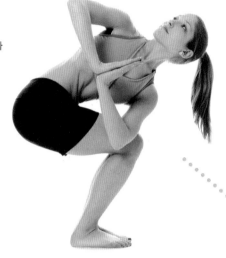

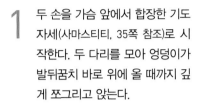

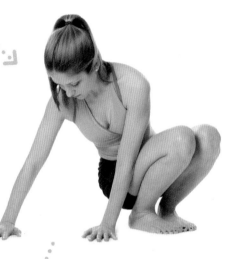

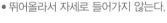

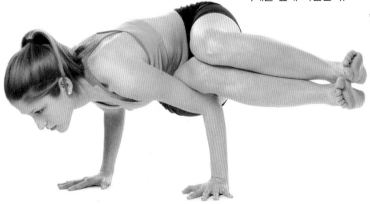

1 두 손을 가슴 앞에서 합장한 기도 자세(사마스티티, 35쪽 참조)로 시작한다. 두 다리를 모아 엉덩이가 발뒤꿈치 바로 위에 올 때까지 깊게 쪼그리고 앉는다.

2 두 팔을 몸 앞에서 오른쪽으로 가져간다. 왼쪽 팔꿈치를 오른쪽 허벅지에 대고 손을 바닥에 놓는다. 숨을 내쉬고, 오른쪽 어깨를 뒤로 당기면서 몸을 깊게 비튼다.

3 왼손을 오른쪽 허벅지 바깥쪽 바닥에 놓은 채, 오른쪽 허벅지 바깥쪽과 왼쪽 위팔이 서로 맞닿아 있도록 한다. 오른 손바닥으로 바닥을 짚을 수 있도록 몸을 오른쪽으로 기울인다. 두 손을 어깨너비로 벌린다. 골반과 어깨를 깊게 회전한다.

4 체중을 손으로 옮겨가면서 천천히 골반을 들어 올린다. 왼팔로 오른쪽 허벅지를 지탱한다. 복부를 척추 쪽으로 끌어 넣으면서 계속 오른쪽에 체중을 싣는다. 숨을 내쉬며, 두 발을 꼭 붙이고 바닥에서 들어내 엉덩이를 향해 올린다.

5 20초에서 1분간 자세를 유지한다. 균형을 잡는 동안 계속 호흡한다. 숨을 내쉬며, 바닥으로 돌아온다. 반대쪽으로도 수행한다.

다른 각도에서 본 자세

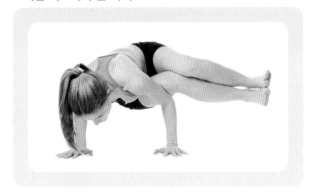

다음 근육에 효과가 있다

- 엉덩허리근
- 엉덩근
- 등세모근
- 앞톱니근
- 어깨세모근
- 위팔세갈래근
- 위팔두갈래근
- 큰가슴근
- 배속빗근

▨▨▨▨ : 자세로 강화되는 근육
밑줄 없음 : 자세로 스트레칭되는 근육
＊기호는 깊은 근육을 표시한다.

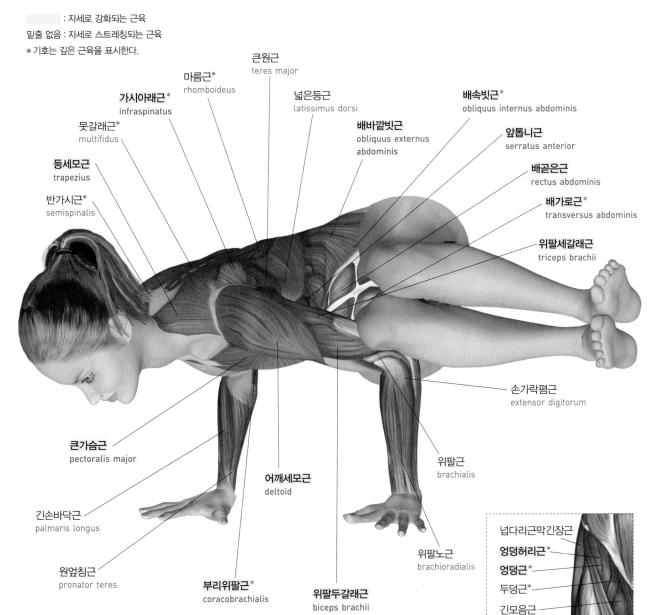

큰원근
teres major

마름근*
rhomboideus

넓은등근
latissimus dorsi

가시아래근*
infraspinatus

배속빗근*
obliquus internus abdominis

못갈래근*
multifidus

배바깥빗근
obliquus externus abdominis

앞톱니근
serratus anterior

등세모근
trapezius

배곧은근
rectus abdominis

반가시근*
semispinalis

배가로근*
transversus abdominis

위팔세갈래근
triceps brachii

손가락폄근
extensor digitorum

큰가슴근
pectoralis major

위팔근
brachialis

어깨세모근
deltoid

긴손바닥근
palmaris longus

원엎침근
pronator teres

위팔노근
brachioradialis

부리위팔근*
coracobrachialis

위팔두갈래근
biceps brachii

넙다리근막긴장근
엉덩허리근*
엉덩근*
두덩근*
긴모음근

149

플랭크 자세-사지 막대 자세

차투랑가 단다아사나 *Chaturanga Dandasana* / 수준 ★★☆☆☆

산스크리트어 풀이

- 플랭크 자세는 산스크리트어 이름이 없다.
- Chaturanga Dandasana 차투랑가 단다아사나
- chatur = 넷
- anga = 사지
- danda = 막대, 지팡이

효과

- 팔 근육과 복근 강화
- 팔과 복부의 탄력 개선
- 손목 강화

금지

- 어깨 관련 이상
- 손목 부상
- 허리 부상

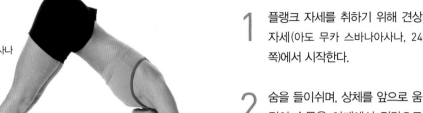

1 플랭크 자세를 취하기 위해 견상 자세(아도 무카 스바나아사나, 24쪽)에서 시작한다.

2 숨을 들이쉬며, 상체를 앞으로 움직여 손목을 어깨에서 직각으로 떨어지는 위치에 둔다. 몸이 정수리부터 발뒤꿈치까지 일직선을 이루어야 한다.

3 손으로 바닥을 단단하게 누르고 가슴이 바닥 쪽으로 떨어지지 않도록 하면서 발뒤꿈치를 강하게 밀어낸다.

4 목을 척추의 연장선상에 두고 어깨뼈를 넓게 펼친다. 다리는 근육에 힘을 주어 강하고 곧게 뻗는다. 발뒤꿈치가 천장을 향하도록 한다. 30초에서 1분간 자세를 유지한다.

바른 자세 코치

- 플랭크 자세에서 다리를 발뒤꿈치까지 곧고 길게 뻗어 체중을 다리 전체에 골고루 분산시킨다.
- 엉덩이 근육에 힘을 주고 복부를 끌어당기며 균형을 잡는다.

5 플랭크 자세에서 머물며 꼬리뼈를 끌어당겨 가슴을 열고 어깨를 넓게 펼친다.

6 내쉬는 숨에, 두 다리를 살짝 안쪽으로 회전시키면서 팔의 윗부분이 척추와 평행할 때까지 몸을 낮춘다.

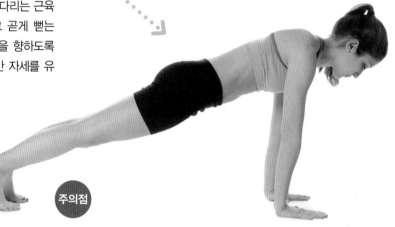

주의점

- 어깨가 푹 꺼지면 안 된다.
- 엉덩이가 바닥 쪽으로 힘없이 처지거나 위쪽으로 솟아오르지 않도록 한다.
- 어깨가 귀 쪽으로 올라가지 않도록 한다.

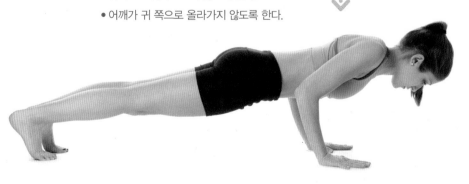

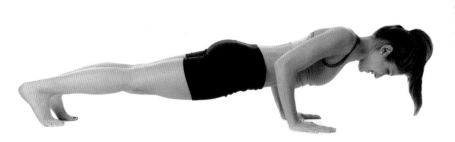

바른 자세 코치

● 사지 막대 자세를 지탱하기가 너무 힘들다면 플랭크 자세에서 무릎을 바닥에 댄다. 그 상태에서 숨을 내쉬면서 가슴과 바닥 사이가 3~5센티미터 정도 떨어질 때까지 상체를 바닥으로 내린다.

7 꼬리뼈를 몸 쪽으로 당기고 복부는 척추 쪽으로 끌어 넣는다. 어깨부터 발뒤꿈치까지 직선을 이루도록 한다. 팔꿈치를 몸통 옆에 붙인다. 머리를 들어 정면을 응시한다.

8 10초에서 30초간 자세를 유지한다.

다음 근육에 효과가 있다

• 배곧은근
• 위팔세갈래근
• 어깨밑근
• 가시위근
• 가시아래근
• 큰원근
• 큰가슴근
• 작은가슴근

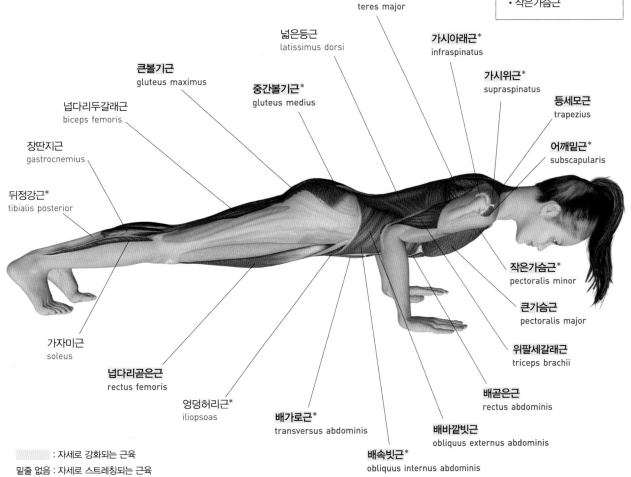

큰원근
teres major

넓은등근
latissimus dorsi

가시아래근*
infraspinatus

가시위근*
supraspinatus

큰볼기근
gluteus maximus

중간볼기근*
gluteus medius

등세모근
trapezius

넙다리두갈래근
biceps femoris

어깨밑근*
subscapularis

장딴지근
gastrocnemius

뒤정강근*
tibialis posterior

작은가슴근*
pectoralis minor

큰가슴근
pectoralis major

가자미근
soleus

넙다리곧은근
rectus femoris

엉덩허리근*
iliopsoas

위팔세갈래근
triceps brachii

배가로근*
transversus abdominis

배곧은근
rectus abdominis

배속빗근*
obliquus internus abdominis

배바깥빗근*
obliquus externus abdominis

▨▨▨ : 자세로 강화되는 근육
밑줄 없음 : 자세로 스트레칭되는 근육
＊기호는 깊은 근육을 표시한다.

팔각 자세

아스타바크라아사나 *Astavakrasana* / 수준 ★★★★★

산스크리트어 풀이

• Astavakrasana
  아스타바크라아사나
• ashta = 여덟
• vakra = 굽은

효과

• 손목, 팔 근육, 복근 강화
• 균형 감각과 유연성 향상

금지

• 어깨 관련 이상
• 손목 부상
• 팔꿈치 부상

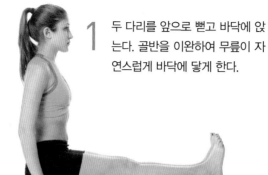

1 두 다리를 앞으로 뻗고 바닥에 앉는다. 골반을 이완하여 무릎이 자연스럽게 바닥에 닿게 한다.

2 오른쪽 다리를 접고 들어 올려 허벅지와 바닥이 직각을 이루게 한다. 팔로 오른쪽 다리를 당겨서 어깨 위로 가져온다. 오른쪽 무릎 뒤를 어깨 위에 얹는다.

3 상체를 앞으로 기울이고 양손을 어깨너비로 벌려 몸 앞의 바닥을 짚는다. 오른손은 오른쪽 다리 바깥쪽에 있어야 한다.

4 체중을 손으로 옮기고 손으로 바닥을 강하게 누르는 힘으로 가슴을 들어 올린다. 왼쪽 다리를 앞으로 쭉 편다.

5 숨을 내쉬며, 상체를 바닥과 평행을 이룰 때까지 낮춘다. 왼쪽 다리를 오른쪽으로 끌어온다. 두 다리를 모두 굽히고 오른쪽 발목을 왼쪽 발목 아래에 걸어서 두 발목을 단단히 교차시킨다.

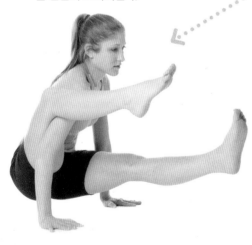

주의점

• 위에 있는 엉덩이가 뒤로 빠지면 아래에 있는 엉덩이가 바닥으로 처지므로 주의한다.

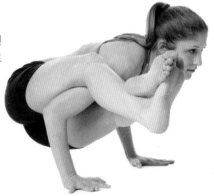

6 팔을 접어 가슴을 바닥으로 내린다. 두 다리는 강하게 붙이고 오른쪽으로 뻗는다. 허벅지가 오른팔을 밀어내면서 바닥과 평행을 이루도록 한다.

7 상체를 왼쪽으로 비틀고, 팔꿈치를 몸통 가까이 둔다. 앞 바닥의 한 점에 시선을 고정한다.

8 30초에서 1분간 자세를 유지한다. 천천히 팔을 펴고 상체를 일으킨다. 무릎을 접고 발목을 풀어 바닥에 앉은 자세로 돌아온다. 반대쪽으로도 수행한다.

다른 각도에서 본 자세

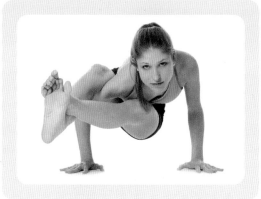

░░░░░ : 자세로 강화되는 근육
밑줄 없음 : 자세로 스트레칭되는 근육
＊기호는 깊은 근육을 표시한다.

바른 자세 코치

- 두 다리의 대칭을 이루려면 골반보다는 척추를 비튼다.
- 몸을 바닥과 떨어뜨리는 것이 힘들다면 한쪽 다리를 어깨에 올린 상태에서 손을 블록 위에 두고 엉덩이를 들어 올리는 연습을 한다.

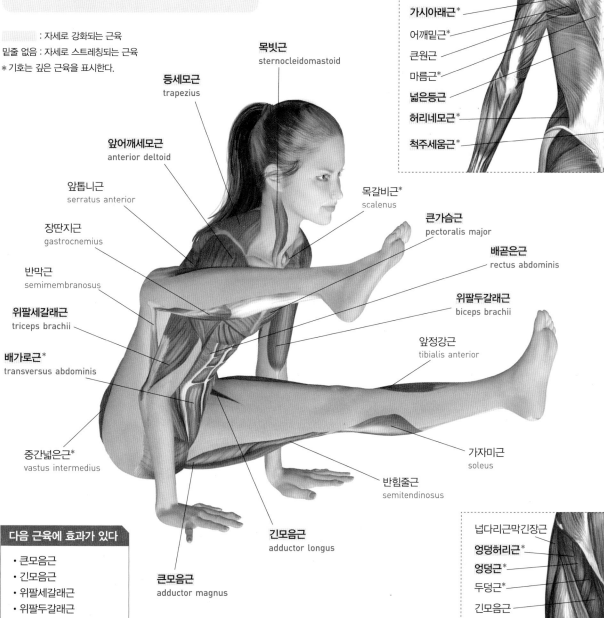

안쪽어깨세모근
작은원근
가시아래근*
어깨밑근*
큰원근
마름근*
넓은등근
허리네모근*
척주세움근*

목빗근
sternocleidomastoid

등세모근
trapezius

앞어깨세모근
anterior deltoid

앞톱니근
serratus anterior

장딴지근
gastrocnemius

반막근
semimembranosus

위팔세갈래근
triceps brachii

배가로근*
transversus abdominis

중간넓은근*
vastus intermedius

목갈비근*
scalenus

큰가슴근
pectoralis major

배곧은근
rectus abdominis

위팔두갈래근
biceps brachii

앞정강근
tibialis anterior

가자미근
soleus

반힘줄근
semitendinosus

긴모음근
adductor longus

큰모음근
adductor magnus

넙다리근막긴장근
엉덩허리근*
엉덩근*
두덩근*
긴모음근

다음 근육에 효과가 있다

- 큰모음근
- 긴모음근
- 위팔세갈래근
- 위팔두갈래근

사이드 플랭크 자세

바시스타아사나 *Vasisthasana* / 수준 ★☆☆☆☆

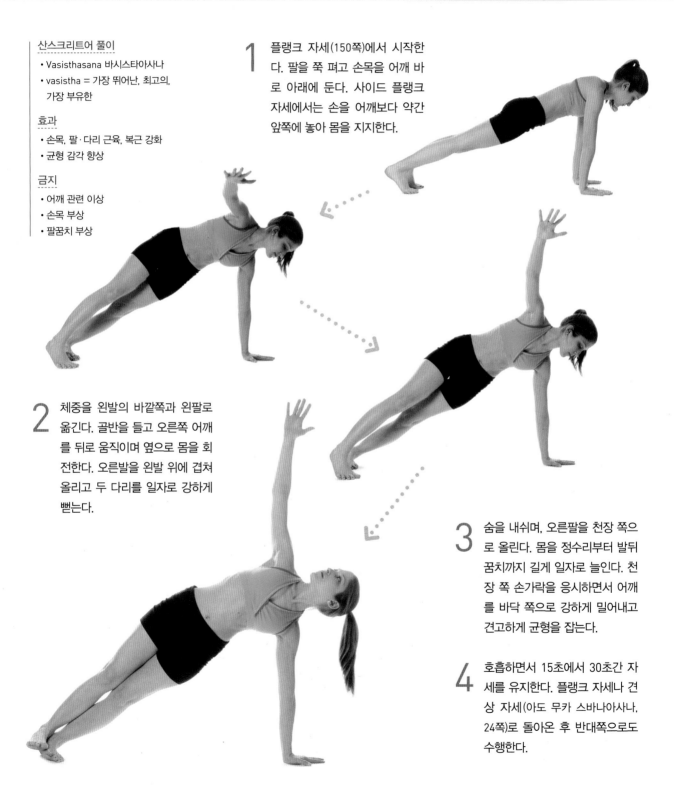

산스크리트어 풀이
- Vasisthasana 바시스타아사나
- vasistha = 가장 뛰어난, 최고의, 가장 부유한

효과
- 손목, 팔·다리 근육, 복근 강화
- 균형 감각 향상

금지
- 어깨 관련 이상
- 손목 부상
- 팔꿈치 부상

1 플랭크 자세(150쪽)에서 시작한다. 팔을 쭉 펴고 손목을 어깨 바로 아래에 둔다. 사이드 플랭크 자세에서는 손을 어깨보다 약간 앞쪽에 놓아 몸을 지지한다.

2 체중을 왼발의 바깥쪽과 왼팔로 옮긴다. 골반을 들고 오른쪽 어깨를 뒤로 움직이며 옆으로 몸을 회전한다. 오른발을 왼발 위에 겹쳐 올리고 두 다리를 일자로 강하게 뻗는다.

3 숨을 내쉬며, 오른팔을 천장 쪽으로 올린다. 몸을 정수리부터 발뒤꿈치까지 길게 일자로 늘인다. 천장 쪽 손가락을 응시하면서 어깨를 바닥 쪽으로 강하게 밀어내고 견고하게 균형을 잡는다.

4 호흡하면서 15초에서 30초간 자세를 유지한다. 플랭크 자세나 견상 자세(아도 무카 스바나아사나, 24쪽)로 돌아온 후 반대쪽으로도 수행한다.

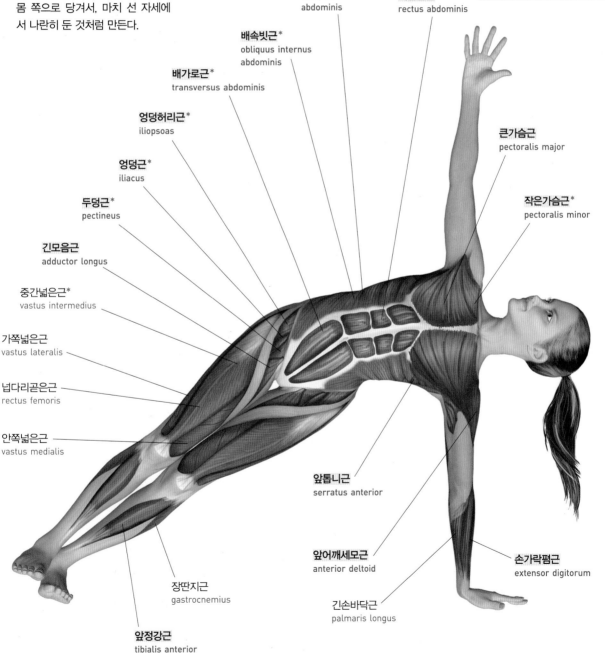

: 자세로 강화되는 근육

밑줄 없음 : 자세로 스트레칭되는 근육

＊기호는 깊은 근육을 표시한다.

바른 자세 코치

- 사지를 최대한 길고 곧게 뻗는다. 다리는 바닥으로 스트레칭하고, 팔은 천장 쪽으로 높이 든다.
- 두 발은 겹쳐진 상태에서 발가락을 몸 쪽으로 당겨서, 마치 선 자세에서 나란히 둔 것처럼 만든다.

주의점

- 엉덩이나 어깨가 흔들리거나 푹 꺼지지 않도록 한다.
- 엉덩이를 너무 높게 들어 올리지 않는다.

다음 근육에 효과가 있다

- 배곧은근
- 배속빗근
- 배바깥빗근
- 배가로근
- 큰가슴근
- 작은가슴근
- 앞톱니근
- 어깨세모근
- 손가락폄근

배바깥빗근
obliquus externus abdominis

배곧은근
rectus abdominis

배속빗근＊
obliquus internus abdominis

배가로근＊
transversus abdominis

엉덩허리근＊
iliopsoas

큰가슴근
pectoralis major

엉덩근＊
iliacus

작은가슴근＊
pectoralis minor

두덩근＊
pectineus

긴모음근
adductor longus

중간넓은근＊
vastus intermedius

가쪽넓은근
vastus lateralis

넙다리곧은근
rectus femoris

안쪽넓은근
vastus medialis

앞톱니근
serratus anterior

앞어깨세모근
anterior deltoid

손가락폄근
extensor digitorum

긴손바닥근
palmaris longus

장딴지근
gastrocnemius

앞정강근
tibialis anterior

쟁기 자세

할라아사나 *Halasana* / 수준 ★★★☆☆

산스크리트어 풀이
- Halasana 할라아사나
- hala = 쟁기

효과
- 스트레스 완화
- 등 통증, 두통 완화
- 소화 촉진

금지
- 고혈압
- 목 관련 이상
- 생리 또는 임신

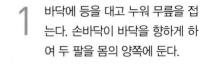

1 바닥에 등을 대고 누워 무릎을 접는다. 손바닥이 바닥을 향하게 하여 두 팔을 몸의 양쪽에 둔다.

2 복근에 힘을 주면서 무릎을 든다. 숨을 내쉬며, 바닥을 팔로 누르고 무릎을 더욱 높이 들어 엉덩이와 골반을 바닥에서 떨어뜨린다.

3 무릎을 얼굴 쪽으로 계속 보내고 엉덩이부터 어깨까지 순차적으로 등을 매트에서 떼어낸다. 팔의 윗부분으로 바닥을 단단하게 누르면서 팔꿈치를 접고 양손을 허리 아래에 둔다. 팔꿈치를 몸통 가까이 둔다.

4 숨을 들이쉬며, 꼬리뼈를 두덩뼈 쪽으로 끌어 넣고 다리를 머리 쪽으로 편다. 상체가 바닥과 직각을 이루어야 한다.

주의점

- 다리를 빠르게 휙 넘겨 자세로 들어가지 않는다.

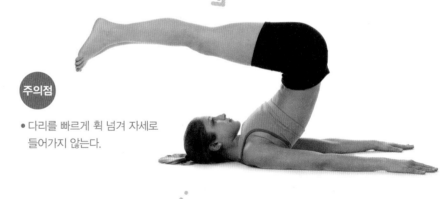

5 숨을 내쉬며, 다리를 머리 위로 계속 뻗는다. 두 다리를 강하게 모으고 허리를 접어 발가락을 바닥에 내려놓는다. 손바닥이 바닥을 향하게 해 팔을 아래로 누르는 힘으로 엉덩이를 계속 끌어올린다.

6 1분에서 5분간 자세를 유지한다.

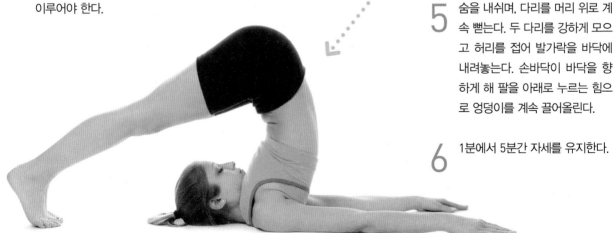

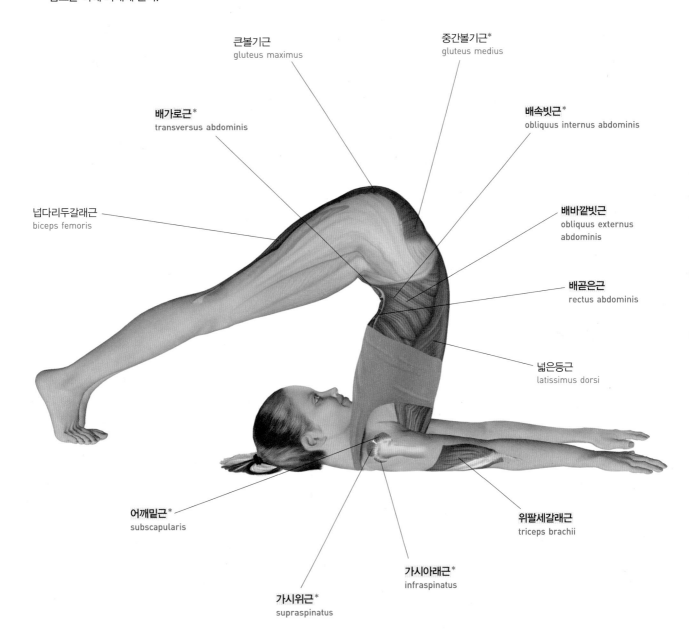

: 자세로 강화되는 근육

밑줄 없음 : 자세로 스트레칭되는 근육

*기호는 깊은 근육을 표시한다.

바른 자세 코치

- 목구멍을 이완하고 혀의 긴장을 푼다.

- 손을 허리에서 떼는 것이 불편하거나 발가락을 바닥에 내려놓는 것이 어려우면 손을 허리 뒤에 두어 몸을 지지한다.

- 자세를 수행할 때 목에 무리가 가면 접은 담요를 어깨 아래에 둔다.

큰볼기근
gluteus maximus

중간볼기근*
gluteus medius

배가로근*
transversus abdominis

배속빗근*
obliquus internus abdominis

넙다리두갈래근
biceps femoris

배바깥빗근
obliquus externus abdominis

배곧은근
rectus abdominis

넓은등근
latissimus dorsi

어깨밑근*
subscapularis

위팔세갈래근
triceps brachii

가시위근*
supraspinatus

가시아래근*
infraspinatus

157

어깨서기 자세

살람바 사르방가아사나 *Salamba Sarvangasana* / **수준 ★★★☆☆**

산스크리트어 풀이

- Salamba Sarvangasana
  살람바 사르방가아사나
- sa = 함께
- alamba = 도움, 지지
- sarva = 모든
- anga = 사지

효과

- 스트레스 완화
- 어깨, 목, 척추 윗부분 스트레칭
- 소화 촉진

금지

- 고혈압
- 목 관련 이상
- 두통 또는 귀 염증

주의점

- 자세를 취한 후에 골반을 접으면 목과 척추에 부담을 준다.
- 팔꿈치를 옆으로 넓게 벌리지 않는다.

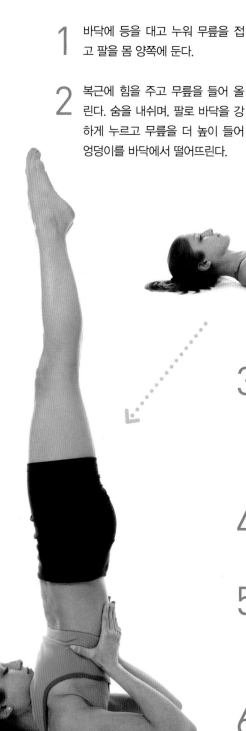

1 바닥에 등을 대고 누워 무릎을 접고 팔을 몸 양쪽에 둔다.

2 복근에 힘을 주고 무릎을 들어 올린다. 숨을 내쉬며, 팔로 바닥을 강하게 누르고 무릎을 더 높이 들어 엉덩이를 바닥에서 떨어뜨린다.

3 무릎을 얼굴 쪽으로 계속 보내고 엉덩이에서 어깨 방향으로 순차적으로 등을 매트에서 떼어낸다. 팔의 윗부분으로 바닥을 단단하게 누르면서 팔꿈치를 접고 양손을 허리 아래에 둔다. 팔꿈치를 몸통 가까이 둔다.

4 숨을 들이쉬며, 꼬리뼈를 두덩뼈 쪽으로 끌어 넣고 다리를 머리 쪽으로 편다. 상체가 바닥과 직각을 이루어야 한다.

5 다음 들숨에, 다리를 천장 쪽으로 뻗는다. 다리를 들어 올리며 골반을 편다. 엉덩이 근육에 힘을 주고 팔꿈치로 바닥을 눌러 가슴부터 발가락까지 긴 직선을 만든다.

6 30초에서 5분간 자세를 유지한 후 무릎과 골반을 접어 바닥으로 돌아온다.

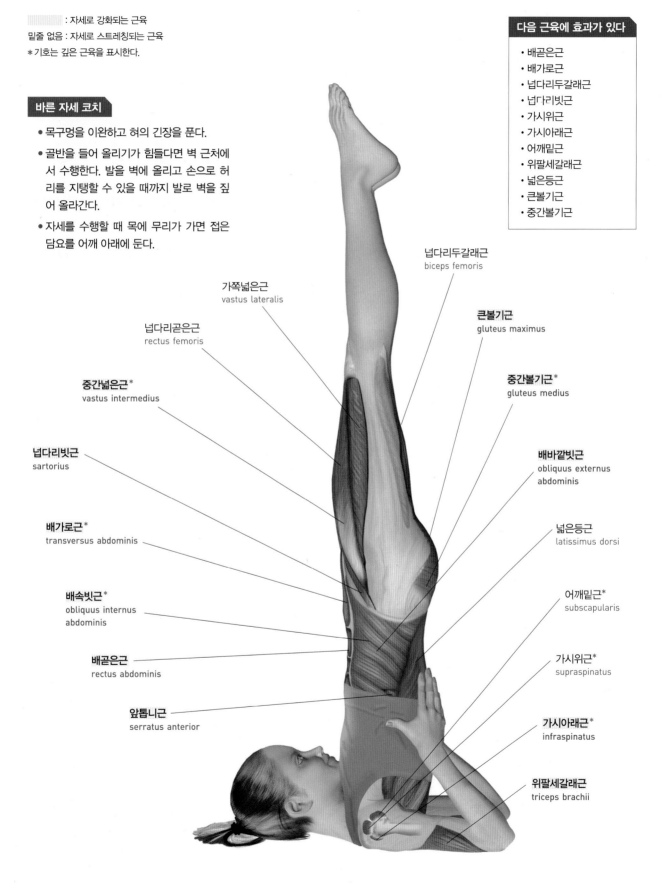

: 자세로 강화되는 근육

밑줄 없음 : 자세로 스트레칭되는 근육

＊기호는 깊은 근육을 표시한다.

바른 자세 코치

- 목구멍을 이완하고 혀의 긴장을 푼다.
- 골반을 들어 올리기가 힘들다면 벽 근처에서 수행한다. 발을 벽에 올리고 손으로 허리를 지탱할 수 있을 때까지 발로 벽을 짚어 올라간다.
- 자세를 수행할 때 목에 무리가 가면 접은 담요를 어깨 아래에 둔다.

다음 근육에 효과가 있다

- 배곧은근
- 배가로근
- 넙다리두갈래근
- 넙다리빗근
- 가시위근
- 가시아래근
- 어깨밑근
- 위팔세갈래근
- 넓은등근
- 큰볼기근
- 중간볼기근

넙다리두갈래근
biceps femoris

큰볼기근
gluteus maximus

중간볼기근＊
gluteus medius

배바깥빗근
obliquus externus
abdominis

넓은등근
latissimus dorsi

어깨밑근＊
subscapularis

가시위근＊
supraspinatus

가시아래근＊
infraspinatus

위팔세갈래근
triceps brachii

가쪽넓은근
vastus lateralis

넙다리곧은근
rectus femoris

중간넓은근＊
vastus intermedius

넙다리빗근
sartorius

배가로근＊
transversus abdominis

배속빗근＊
obliquus internus
abdominis

배곧은근
rectus abdominis

앞톱니근
serratus anterior

돌고래 자세-물구나무 자세

살람바 시르샤아사나 *Salamba Sirsasana* / 수준 ★★★★★

산스크리트어 풀이

- 돌고래 자세는 산스크리트어 이름이 없다.
- Salamba Sirsasana 살람바 시르샤아사나
- sa = 함께
- alamba = 도움, 지지
- sirsa = 머리

효과

- 복근 강화 및 복부 탄력 개선
- 팔, 다리, 척추 강화
- 균형 감각 향상

금지

- 등 부상
- 목 부상
- 두통
- 고혈압

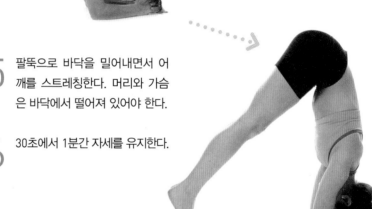

1 바닥에 무릎을 대고 골반을 펴고 앉는다.

2 손을 몸 앞쪽 바닥에 두고 팔꿈치를 몸통 양옆 바닥에 내려놓는다. 팔꿈치와 어깨가 일직선을 이뤄야 한다.

3 숨을 내쉬며, 무릎을 바닥에서 든다. 발바닥을 바닥에 단단히 고정하고 발뒤꿈치로 바닥을 밀어낸다.

4 꼬리뼈를 천장 쪽으로 들면서 다리를 편다. 꼬리뼈를 두덩뼈 쪽으로 당기고 다리를 강하게 모은다.

5 팔뚝으로 바닥을 밀어내면서 어깨를 스트레칭한다. 머리와 가슴은 바닥에서 떨어져 있어야 한다.

6 30초에서 1분간 자세를 유지한다.

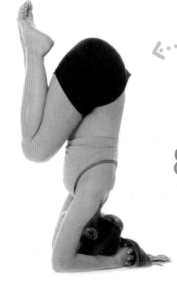

7 돌고래 자세를 취한 후에 숨을 들이쉬면서, 발끝으로 천천히 머리 쪽으로 걸음을 옮겨 골반이 천장 쪽으로 솟아오르게 한다.

8 무게가 어깨와 팔뚝에 실리고 궁둥뼈가 완전히 천장 쪽으로 향하게 되면 숨을 내쉬면서, 발을 바닥에서 떨어뜨린다. 복부의 근육에 힘을 주고 양발의 발가락을 동시에 천천히 들어 올린다.

9 척추를 길게 늘이고 어깨를 넓게 펼친 상태에서 무릎을 굽히고 허벅지를 복부 쪽으로 끌어당긴다. 상체는 계속 바닥과 직각을 유지한다. 호흡을 하며 그 자세에서 균형을 잡는다.

: 자세로 강화되는 근육

밑줄 없음 : 자세로 스트레칭되는 근육

＊기호는 깊은 근육을 표시한다.

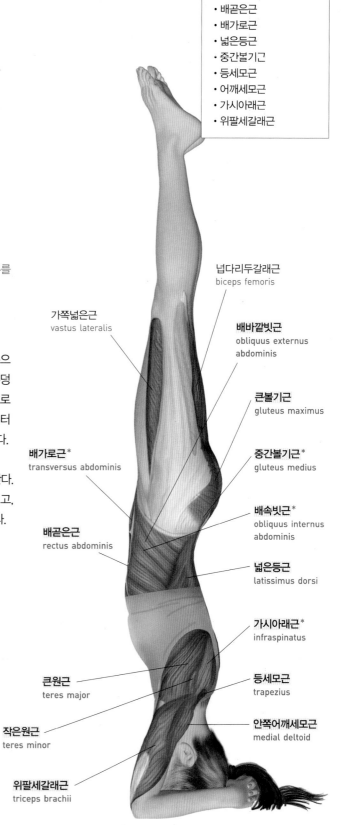

다음 근육에 효과가 있다

- 배곧은근
- 배가로근
- 넓은등근
- 중간볼기근
- 등세모근
- 어깨세모근
- 가시아래근
- 위팔세갈래근

바른 자세 코치

- 돌고래 자세의 모든 단계에서 등을 평평하게 유지한다. 척추를 축 처지게 하거나 둥글리지 않고서는 다리를 펴는 것이 불가능하다면 무릎을 살짝 굽힌다.
- 물구나무 자세에서는 팔뚝 전체에 균일하게 체중을 싣는다.
- 균형 잡기와 어깨에 체중을 싣는 것이 어렵다면 어깨의 뒷면을 벽에 대고 자세를 연습한다.

주의점

- 목이나 머리에 너무 많은 체중을 싣지 않는다.
- 뛰어오르듯이 자세에 들어가거나 한 발씩 위로 차서 물구나무를 서면 안 된다.

10 숨을 내쉬며, 발가락을 천장 쪽으로 천천히 뻗는다. 꼬리뼈는 두덩뼈 쪽으로, 복근은 척추 쪽으로 끌어당긴다. 목의 맨 위에서부터 발끝까지 몸 전체를 길게 늘인다.

11 10초에서 3분간 자세를 유지한다. 자세에서 나오려면 숨을 내쉬고, 두 발을 동시에 바닥으로 내린다.

넙다리두갈래근
biceps femoris

가쪽넓은근
vastus lateralis

배바깥빗근
obliquus externus abdominis

큰볼기근
gluteus maximus

배가로근*
transversus abdominis

중간볼기근*
gluteus medius

배속빗근*
obliquus internus abdominis

배곧은근
rectus abdominis

넓은등근
latissimus dorsi

가시아래근*
infraspinatus

큰원근
teres major

등세모근
trapezius

작은원근
teres minor

안쪽어깨세모근
medial deltoid

위팔세갈래근
triceps brachii

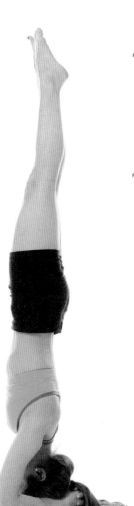

팔 균형 자세와 역자세

위를 향한 플랭크 자세 → 144쪽
푸르보타나아사나

● 엉덩이의 힘으로 자세를 지탱하지 않아야 한다.

● 엉덩이가 힘없이 떨어지지 않도록 한다.

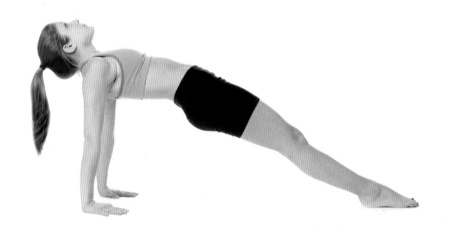

까마귀 자세 → 146쪽
바카아사나

● 머리를 바닥으로 떨구지 않는다.

● 뛰어오르듯이 자세에 들어가지 않는다.

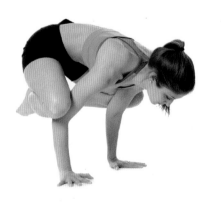

옆 까마귀 자세 → 148쪽
파르스바 바카아사나

● 고개를 떨구지 않는다.

● 뛰어올라서 자세로 들어가지 않는다.

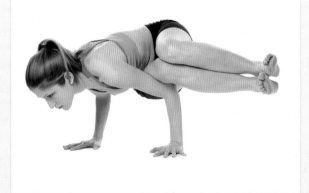

플랭크 자세 – 사지 막대 자세 → 150, 151쪽
차투랑가 단다아사나

- 어깨가 푹 꺼지면 안 된다.
- 엉덩이가 바닥 쪽으로 힘없이 처지거나 위쪽으로 솟아오르지 않도록 한다.
- 어깨가 귀 쪽으로 올라가지 않도록 한다.

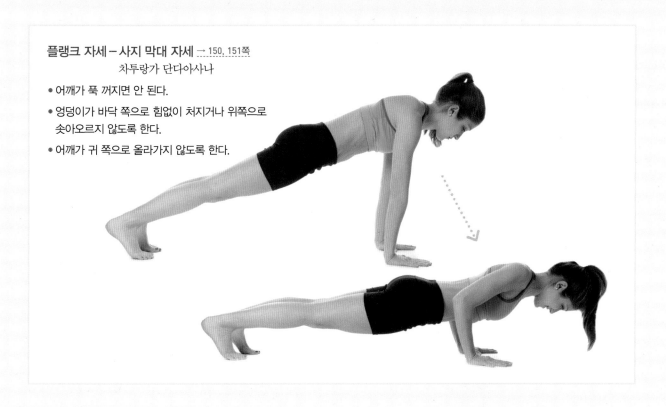

팔각 자세 → 152쪽
아스타바크라아사나

- 위에 있는 엉덩이가 뒤로 빠지면 아래에 있는 엉덩이가 바닥으로 처지므로 주의한다.

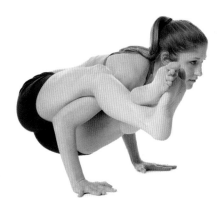

팔 균형 자세와 역자세

사이드 플랭크 자세 → 154쪽
바시스타아사나

- 엉덩이나 어깨가 흔들리거나 푹 꺼지지 않도록 한다.
- 엉덩이를 너무 높게 들어 올리지 않는다.

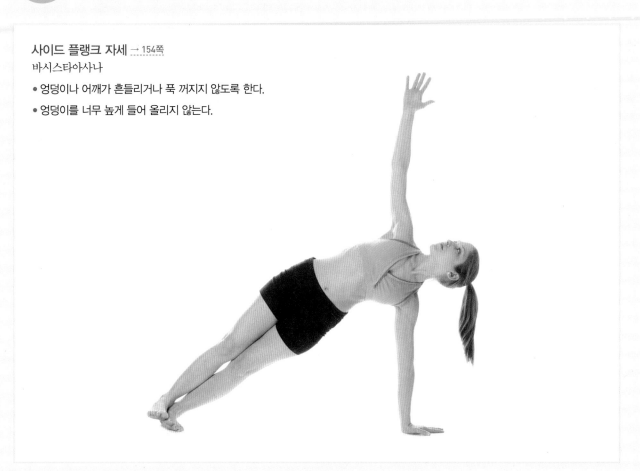

쟁기 자세 → 156쪽
할라아사나

- 다리를 빠르게 휙 넘겨 자세로 들어가지 않는다.

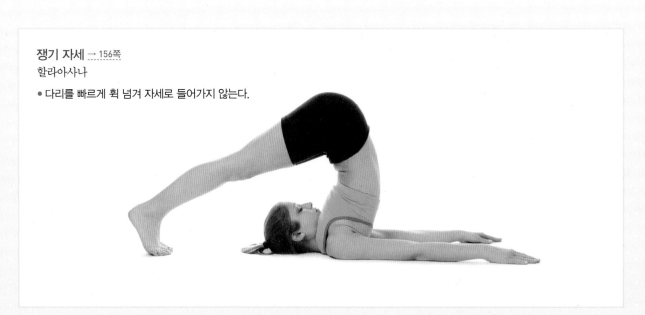

어깨서기 자세 → 158쪽
살람바 사르방가아사나

- 자세를 취한 후에 골반을 접으면 목과 척추에 부담을 준다.
- 팔꿈치를 옆으로 넓게 벌리지 않는다.

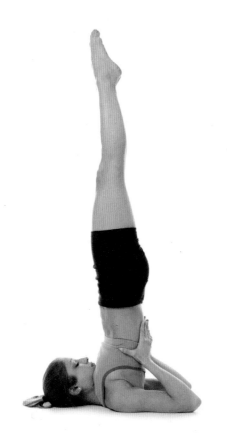

돌고래 자세 – 물구나무 자세 → 160쪽
살람바 시르샤아사나

- 목이나 머리에 너무 많은 체중을 싣지 않는다.
- 뛰어오르듯이 자세에 들어가거나 한 발씩 위로 차서 물구나무를 서면 안 된다

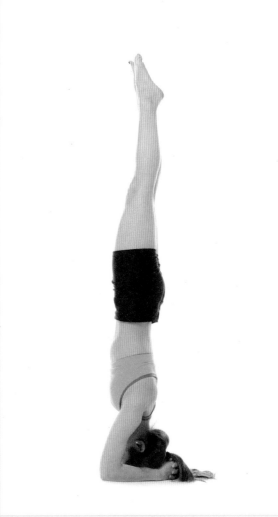

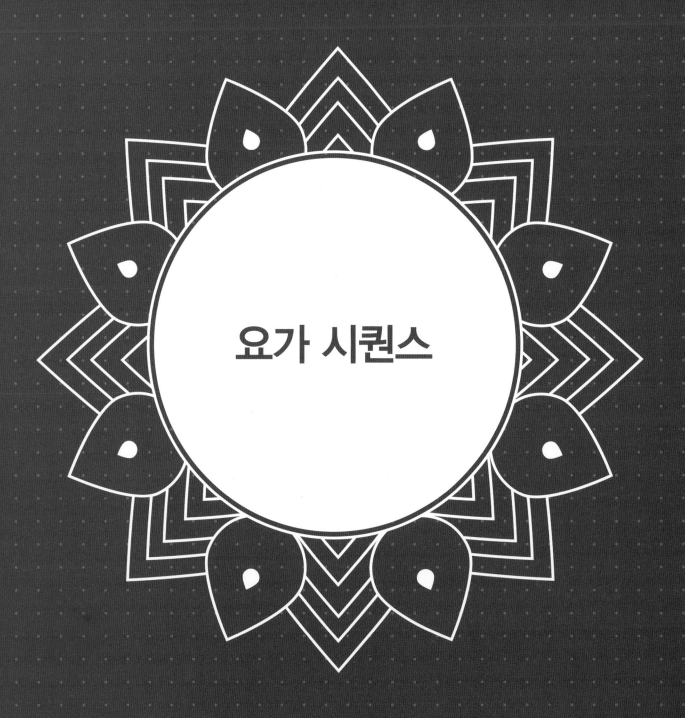

요가 시퀀스

다양한 요가 자세에 익숙해지는 것은 요가 수행의 첫 번째 단계에 불과하다. 여러 자세를 순서대로 통합하여 한 자세에서 다음 자세로 흐르듯 수행하면 전신의 힘과 유연성을 극대화할 수 있다. 요가 시퀀스는 부드러운 자세로 시작해 점점 더 어려운 자세로 구성되는 것이 일반적이며 쿨다운으로 마무리한다. 매일 태양 경배 시퀀스로 하루를 시작하는 것이 가장 좋다. 이 장에 있는 시퀀스로 본격적인 요가 수행을 시작해볼 수 있다. 각 자세마다. 다음 자세로 넘어가기 전에 올바른 몸의 정렬을 찾는 데 집중하자. 다른 자세를 결합해서 시퀀스를 다양하게 구성하고 자신의 몸에 잘 맞는 요가 수행법을 찾아보자.

YOGA
ANATOMY

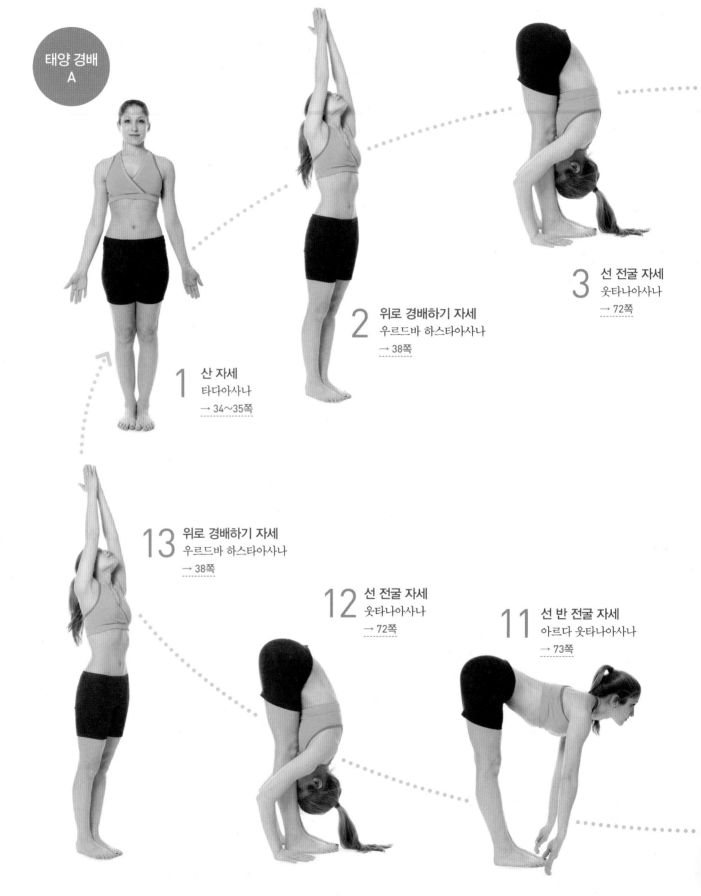

태양 경배
A

1 산 자세
타다아사나
→ 34~35쪽

2 위로 경배하기 자세
우르드바 하스타아사나
→ 38쪽

3 선 전굴 자세
웃타나아사나
→ 72쪽

13 위로 경배하기 자세
우르드바 하스타아사나
→ 38쪽

12 선 전굴 자세
웃타나아사나
→ 72쪽

11 선 반 전굴 자세
아르다 웃타나아사나
→ 73쪽

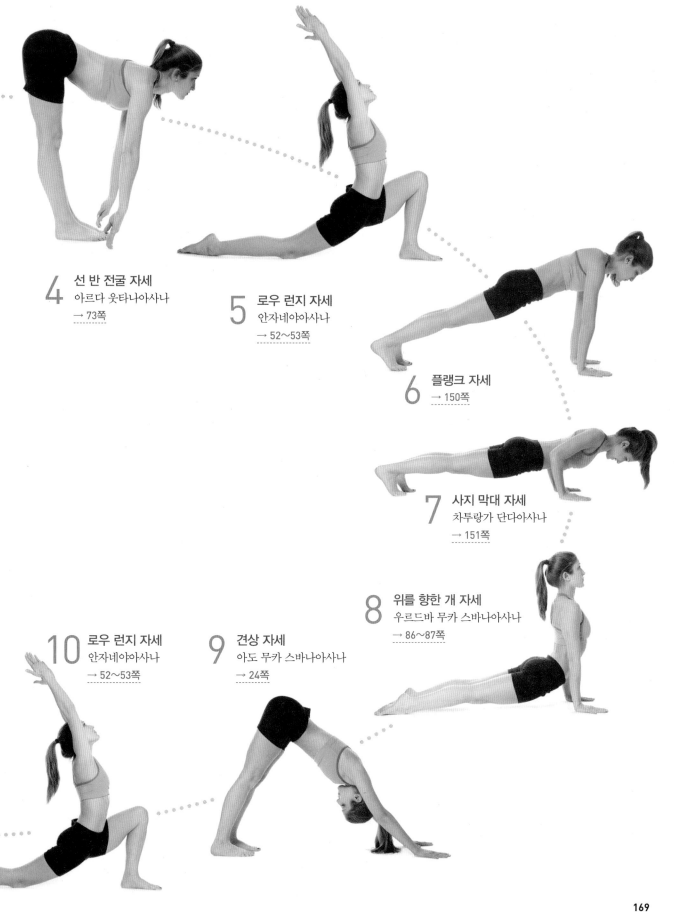

4 선 반 전굴 자세
아르다 웃타나아사나
→ 73쪽

5 로우 런지 자세
안자네야아사나
→ 52~53쪽

6 플랭크 자세
→ 150쪽

7 사지 막대 자세
차투랑가 단다아사나
→ 151쪽

8 위를 향한 개 자세
우르드바 무카 스바나아사나
→ 86~87쪽

10 로우 런지 자세
안자네야아사나
→ 52~53쪽

9 견상 자세
아도 무카 스바나아사나
→ 24쪽

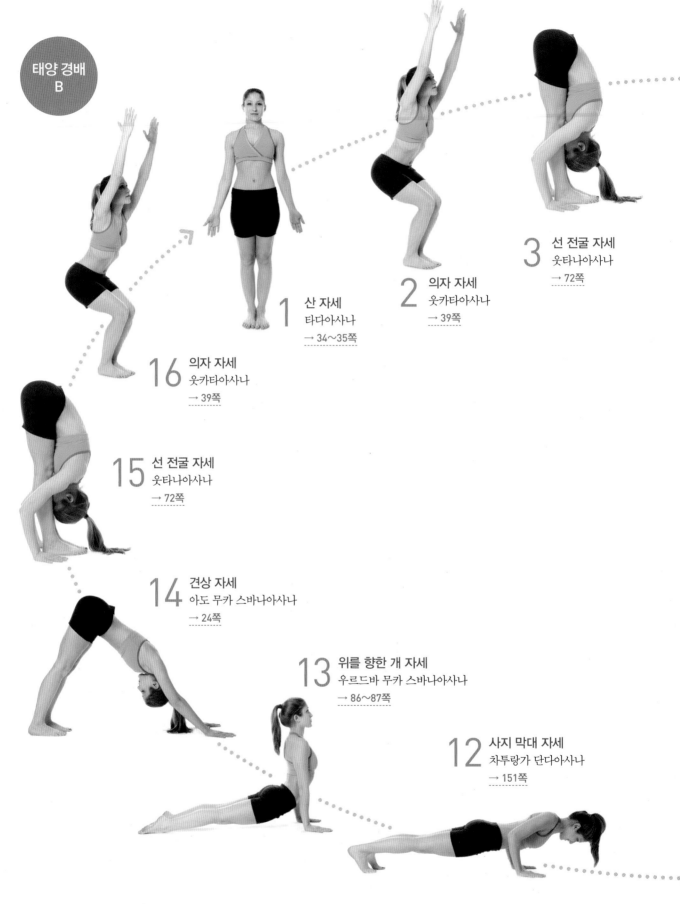

태양 경배
B

1 산 자세
타다아사나
→ 34~35쪽

2 의자 자세
웃카타아사나
→ 39쪽

3 선 전굴 자세
웃타나아사나
→ 72쪽

16 의자 자세
웃카타아사나
→ 39쪽

15 선 전굴 자세
웃타나아사나
→ 72쪽

14 견상 자세
아도 무카 스바나아사나
→ 24쪽

13 위를 향한 개 자세
우르드바 무카 스바나아사나
→ 86~87쪽

12 사지 막대 자세
차투랑가 단다아사나
→ 151쪽

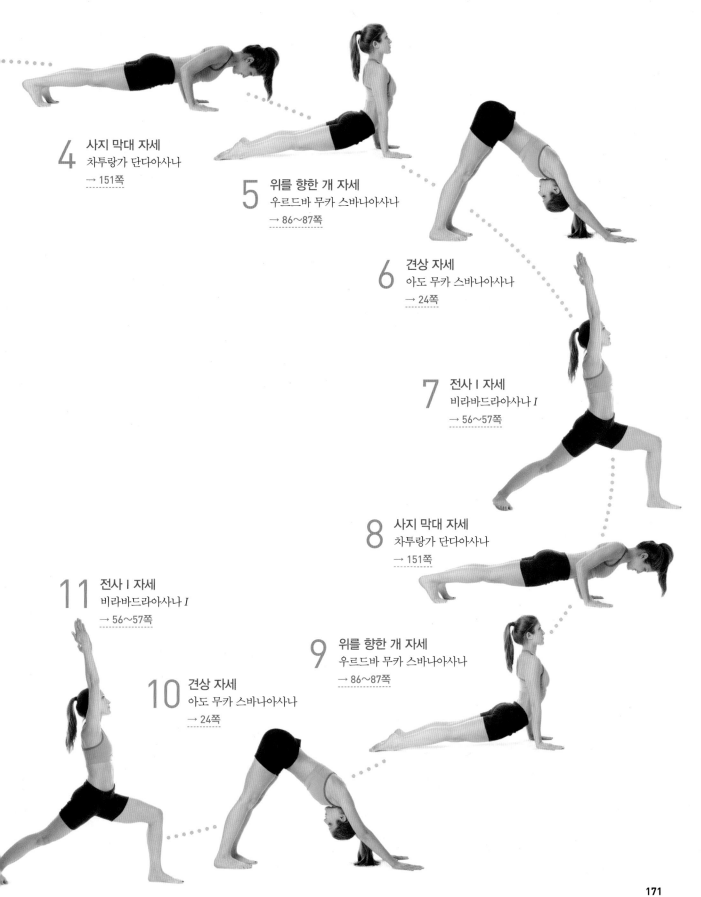

4 사지 막대 자세
차투랑가 단다아사나
→ 151쪽

5 위를 향한 개 자세
우르드바 무카 스바나아사나
→ 86~87쪽

6 견상 자세
아도 무카 스바나아사나
→ 24쪽

7 전사 I 자세
비라바드라아사나 I
→ 56~57쪽

8 사지 막대 자세
차투랑가 단다아사나
→ 151쪽

9 위를 향한 개 자세
우르드바 무카 스바나아사나
→ 86~87쪽

11 전사 I 자세
비라바드라아사나 I
→ 56~57쪽

10 견상 자세
아도 무카 스바나아사나
→ 24쪽

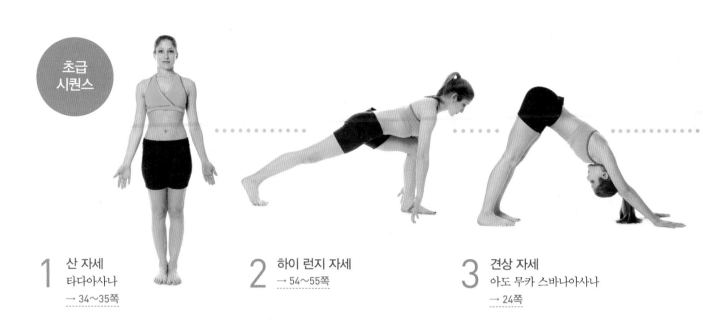

1 산 자세
타다아사나
→ 34~35쪽

2 하이 런지 자세
→ 54~55쪽

3 견상 자세
아도 무카 스바나아사나
→ 24쪽

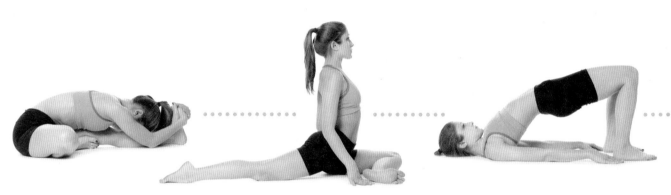

14 머리에서 무릎 자세
자누 시르샤아사나
→ 74쪽

15 한 다리 왕 비둘기 자세
에카 파다 라자카포타아사나
→ 104~105쪽

16 다리 자세
세투 반다아사나
→ 94~95쪽

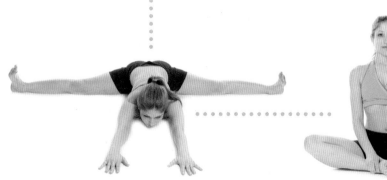
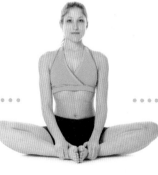
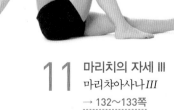

13 다리 넓게 벌리고 앉은 전굴 자세
우파비스타 코나아사나
→ 78~79쪽

12 나비 자세
밧다 코나아사나
→ 116쪽

11 마리치의 자세 III
마리챠아사나 III
→ 132~133쪽

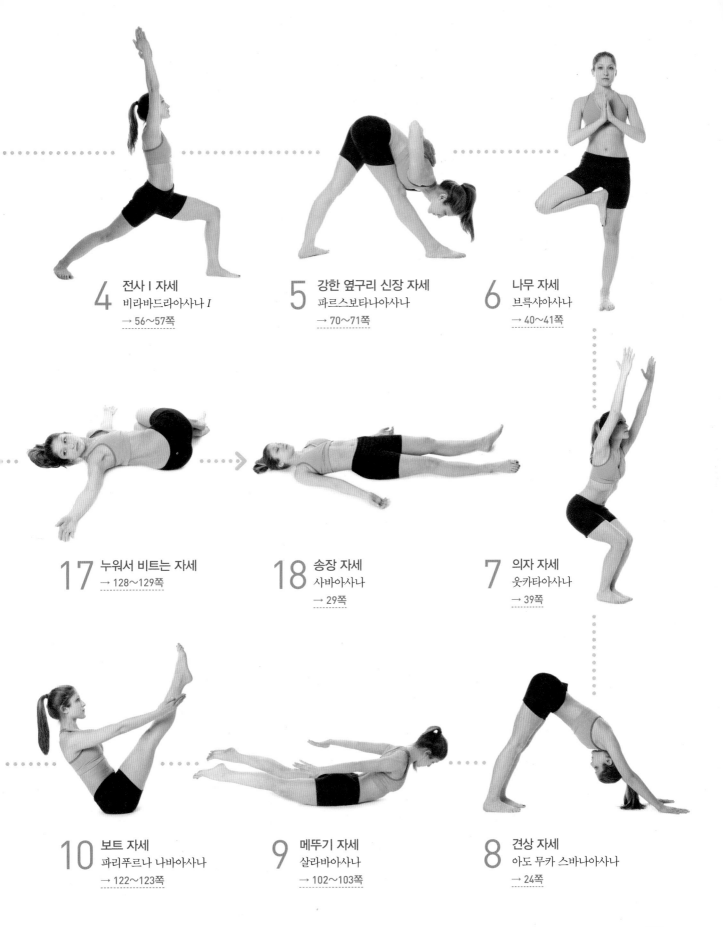

4 전사 I 자세
비라바드라아사나 I
→ 56~57쪽

5 강한 옆구리 신장 자세
파르스보타나아사나
→ 70~71쪽

6 나무 자세
브륵샤아사나
→ 40~41쪽

17 누워서 비트는 자세
→ 128~129쪽

18 송장 자세
샤바아사나
→ 29쪽

7 의자 자세
웃카타아사나
→ 39쪽

10 보트 자세
파리푸르나 나바아사나
→ 122~123쪽

9 메뚜기 자세
샬라바아사나
→ 102~103쪽

8 견상 자세
아도 무카 스바나아사나
→ 24쪽

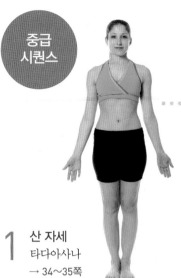

중급
시퀀스

1 산 자세
타다아사나
→ 34~35쪽

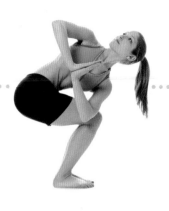

2 회전 의자 자세
파리브르타 웃카타아사나
→ 136~137쪽

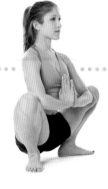

3 화환 자세
말라아사나
→ 36~37쪽

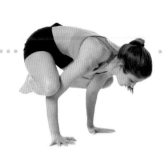

4 까마귀 자세
바카아사나
→ 146~147쪽

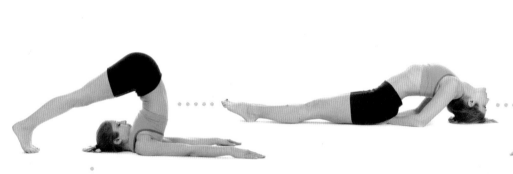

16 쟁기 자세
할라아사나
→ 156~157쪽

17 물고기 자세
마츠야아사나
→ 100~101쪽

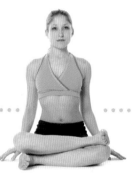

18 장작 자세
아그니스탐바아사나
→ 117쪽

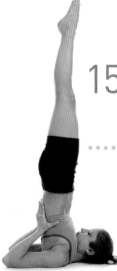

15 어깨서기 자세
살람바 사르방가아사나
→ 158~159쪽

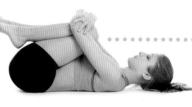

14 바람 빼기 자세
아파나아사나
→ 28쪽

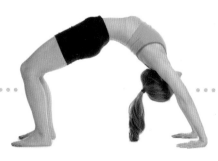

13 위를 향한 활 자세
우르드바 다누라아사나
→ 96~97쪽

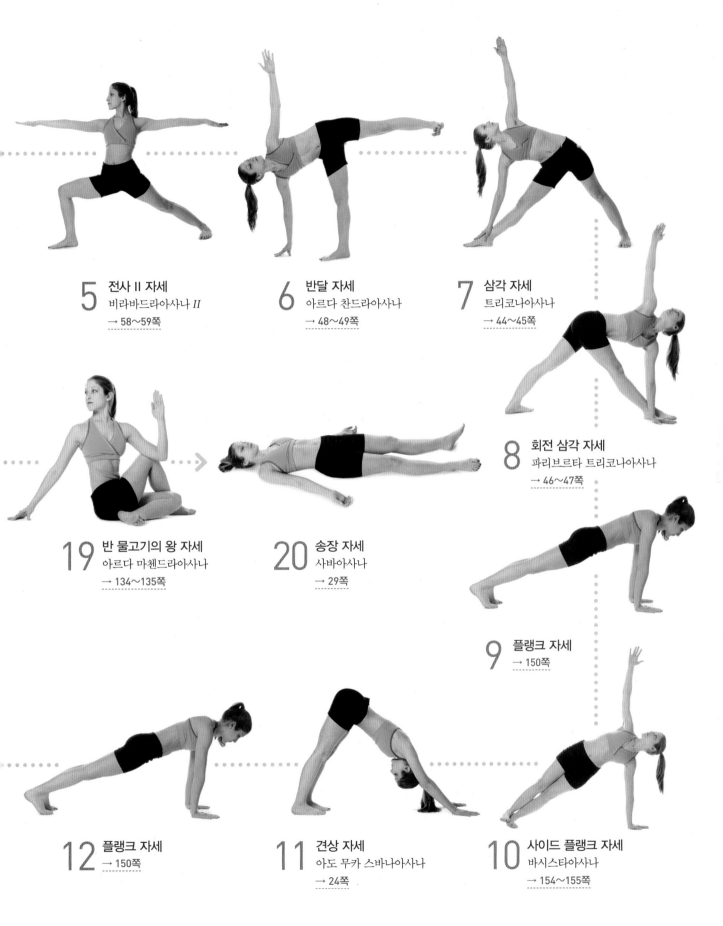

5 전사 II 자세
비라바드라아사나 II
→ 58~59쪽

6 반달 자세
아르다 찬드라아사나
→ 48~49쪽

7 삼각 자세
트리코나아사나
→ 44~45쪽

8 회전 삼각 자세
파리브르타 트리코나아사나
→ 46~47쪽

19 반 물고기의 왕 자세
아르다 마첸드라아사나
→ 134~135쪽

20 송장 자세
사바아사나
→ 29쪽

9 플랭크 자세
→ 150쪽

12 플랭크 자세
→ 150쪽

11 견상 자세
아도 무카 스바나아사나
→ 24쪽

10 사이드 플랭크 자세
바시스타아사나
→ 154~155쪽

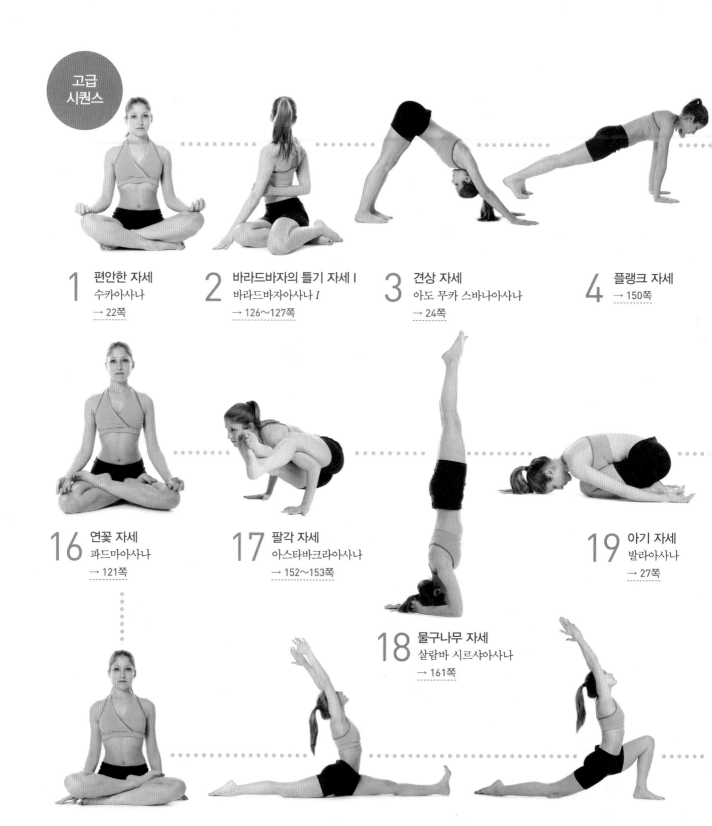

1 편안한 자세
수카아사나
→ 22쪽

2 바라드바자의 틀기 자세 I
바라드바자아사나 I
→ 126~127쪽

3 견상 자세
아도 무카 스바나아사나
→ 24쪽

4 플랭크 자세
→ 150쪽

16 연꽃 자세
파드마아사나
→ 121쪽

17 팔각 자세
아스타바크라아사나
→ 152~153쪽

19 아기 자세
발라아사나
→ 27쪽

18 물구나무 자세
살람바 시르샤아사나
→ 161쪽

15 반연꽃 자세
아르다 파드마아사나
→ 120쪽

14 원숭이 자세
하누만아사나
→ 124~125쪽

13 로우 런지 자세
안자네야아사나
→ 52~53쪽

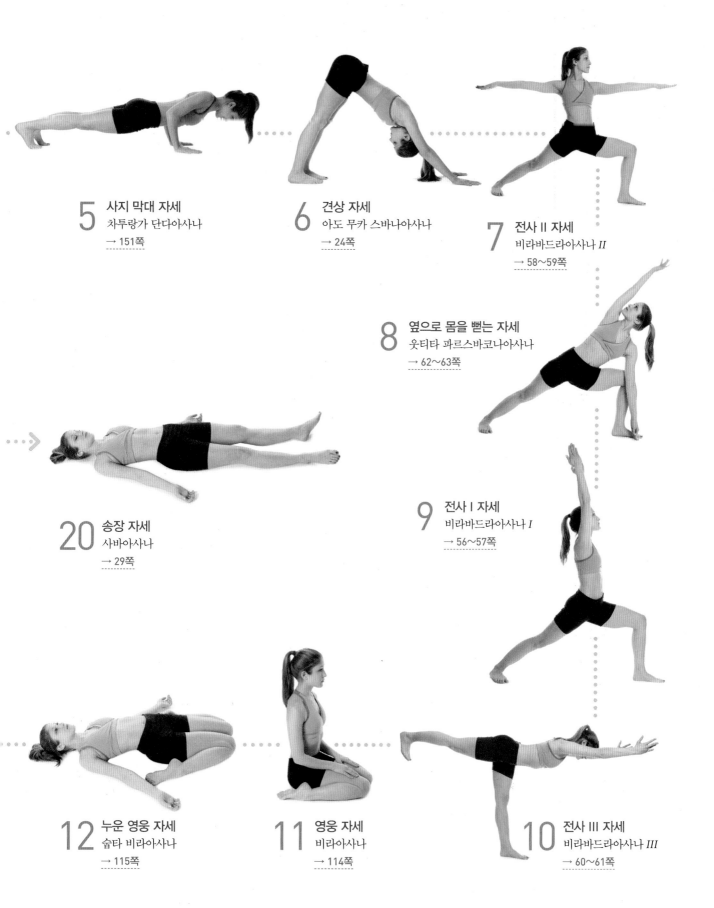

5 사지 막대 자세
차투랑가 단다아사나
→ 151쪽

6 견상 자세
아도 무카 스바나아사나
→ 24쪽

7 전사 II 자세
비라바드라아사나 II
→ 58~59쪽

8 옆으로 몸을 뻗는 자세
웃티타 파르스바코나아사나
→ 62~63쪽

20 송장 자세
사바아사나
→ 29쪽

9 전사 I 자세
비라바드라아사나 I
→ 56~57쪽

12 누운 영웅 자세
숩타 비라아사나
→ 115쪽

11 영웅 자세
비라아사나
→ 114쪽

10 전사 III 자세
비라바드라아사나 III
→ 60~61쪽

**근육 명칭
정리**

목

levator scapulae 어깨올림근(견갑거근)
- levare 들다
- scapulae 어깨(뼈)

scalenus 목갈비근(사각근)
- skalénós【그리스어】고르지 않은

splenius 널판근(판상근)
- splénion【그리스어】기우다, 덧대다

sternocleidomastoid 목빗근(흉쇄유돌근)
- stérnon【그리스어】가슴
- kleís【그리스어】열쇠
- mastoeidés【그리스어】맹수 같은

등

erector spinae 척주세움근(척추기립근)
- erectus 곧게 솟은
- spina 가시

latissimus dorsi 넓은등근(광배근)
- latus 광대한
- dorsum 등

multifidus 뭇갈래근(다열근)
- multus 많은
- findere 분열되다

quadratus lumborum 허리네모근(요방형근)
- quadratus 정방형의 또는 직각사각형의
- lumbus 허리 부분

rhomboideus 마름근(능형근)
- rhembesthai【그리스어】돌다

trapezius 등세모근(승모근)
- trapezion【그리스어】작은 탁자

가슴

coracobrachialis 부리위팔근(오훼완근)
- korakoeidés【그리스어】까마귀를 닮은
- brachium 팔

pectoralis [큰, 작은] 가슴근(흉근)
- pectus 가슴

어깨

deltoid [앞, 뒤, 안쪽] 어깨세모근(삼각근)
- deltoeidés【그리스어】델타 모양의

infraspinatus 가시아래근(극하근)
- infra 아래
- spina 가시

subscapularis 어깨밑근(견갑하근)
- sub 밑
- scapulae 어깨(뼈)

supraspinatus 가시위근(극상근)
- supra 위
- spina 가시

teres [큰, 작은] 원근
- teres 둥근

복부

obliquus externus abdominis 배바깥빗근(외복사근)
- obliquus 비스듬한
- externus 외부의
- abdomen 배

obliquus internus abdominis 배속빗근(내복사근)
- obliquus 비스듬한
- internus 내부의
- abdomen 배

rectus abdominis 배곧은근(복직근)
- rego 곧은, 똑바른
- abdomen 배

serratus anterior 앞톱니근(전거근)
- serra 톱
- ante 전면

transversus abdominis 배가로근(복횡근)
- transversus 횡단하여
- abdomen 배

엉덩이

inferior gemellus 아래쌍둥이근(하쌍자근)
- inferus 아래
- geminus 쌍둥이

superior gemellus 위쌍둥이근(상쌍자근)
- super 위
- geminus 쌍둥이

gluteus maximus 큰볼기근(대둔근)
- gloutós【그리스어】엉덩이
- maximus 제일 큰

gluteus medius 중간볼기근(중둔근)
- gloutós【그리스어】엉덩이
- medialis 중간

iliacus 엉덩근(장골근)
- ilia 사타구니

iliopsoas 엉덩허리근(장요근)
- ilia 사타구니
- psoa【그리스어】허리부분

iliotibial tract 엉덩정강근막띠(장경인대)
- ilia 사타구니
- tibia 피리

obturator externus 바깥폐쇄근(외폐쇄근)
- obturare 폐쇄하다
- externus 외부의

obturator internus 속폐쇄근(내폐쇄근)
- obturare 폐쇄하다
- internus 내부의

pectineus 두덩근(치골근)
- pectin 빗살

piriformis 궁둥구멍근(이상근)
- pirum 배
- forma 모양

quadratus femoris 넙다리네모근(대퇴방형근)
- quadratus 정방형의, 직각사각형의
- femur 넓적다리

위팔

biceps brachii 위팔두갈래근(상완이두근)
- biceps 둘로 나뉜
- brachium 팔

brachialis 위팔근(상완근)
- brachium 팔

triceps brachii 위팔세갈래근(상완삼두근)
- triceps 셋으로 나뉜
- brachium 팔

아래팔

brachioradialis 위팔노근(상완요골근)
- brachium 팔
- radius 막대기

extensor carpi radialis 노쪽손목폄근(요측수근신근)
- extendere 펴다
- karpós【그리스어】손목
- radius 막대기

extensor digitorum 손가락폄근(지신근)
- extendere 펴다
- digitus 손가락, 발가락

flexor carpi radialis 노쪽손목굽힘근(요측수근굴근)
- flectere 굽히다
- karpós【그리스어】손목
- radius 바퀴 살

flexor digitorum 손가락굽힘근(지굴근)
- flectere 굽히다
- digitus 손가락, 발가락

윗다리

adductor longus 긴모음근(장내전근)
- adducere 수축하다
- longus 긴

adductor magnus 큰모음근(대내전근)
- adducere 수축하다
- magnus 큰

biceps femoris 넙다리두갈래근(대퇴이두근)
- biceps 둘로 나뉜
- femur 넓적다리

gracilis 두덩정강근(박근)
- gracilis 가늘고 긴, 호리호리한

rectus femoris 넙다리곧은근(대퇴직근)
- rego 곧은, 똑바른
- femur 넙적다리

sartorius 넙다리빗근(봉공근)
- sarcio 깁다, 고치다

semimembranosus 반막근(반막양근)
- semi 반
- membrum 사지

semitendinosus 반힘줄근(반건양근)
- semi 반
- tendo 힘줄

tensor fasciae latae 넙다리근막긴장근(대퇴근막장근)
- tenere 늘이다
- fasciae 띠
- latae 내려 놓은

vastus intermedius 중간넓은근(중간광근)
- vastus 거대한, 큰
- intermedius 가운데 있는 것

vastus lateralis 가쪽넓은근(외측광근)
- vastus 거대한, 큰
- lateralis 옆의

vastus medialis 안쪽넓은근(내측광근)
- vastus 거대한, 큰
- medialis 가운데의

아랫다리

extensor hallucis 엄지발가락폄금(무지신근)
- extendere 펴다
- hallex 엄지발가락

flexor hallucis 엄지발가락굽힘근(무지굴근)
- flectere 굽히다
- hallex 엄지발가락

gastrocnemius 장딴지근(비복근)
- gastroknémía【그리스어】종아리

peroneus 종아리근(비골근)
- peronei 종아리뼈의

soleus 가자미근(넙치근)
- solea 샌들

tibialis anterior 앞정강근(전경골근)
- tibia 피리
- ante 앞에

tibialis posterior 뒤정강근(후경골근)
- tibia 피리
- posterus 뒤따르는

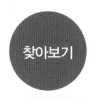

찾아보기

117, 120, 125, 131, 135, 149, 153, 155

긴발가락굽힘근 37

긴엄지발가락폄근 37

긴발가락폄근 37

긴손바닥근(장장근) 16, 50, 51, 93, 97, 119, 149, 155

긴엄지굽힘근(장무지굴근) 16, 93, 119

긴종아리근 37

까마귀 자세 146, 162, 174

ㄱ

가루다아사나 42, 65

가슴 스트레칭 26, 39, 40, 44, 48, 58, 62, 86, 88, 90, 92, 94, 96, 98, 100, 102, 104, 106

가슴 확장 46, 56, 144

가시아래근(극하근) 17, 38, 39, 43, 47, 53, 71, 77, 87, 89, 91, 97, 99, 101, 103, 119, 127, 131, 133, 135, 137, 145, 147, 149, 151, 157, 159, 161

가시위근(극상근) 151, 157, 159

가자미근(넙치근) 18, 19, 37, 39, 41, 51, 55, 61, 71, 73, 77, 79, 81, 91, 103, 114, 117, 120, 125 131, 151, 153

가쪽넓은근(외측광근) 18, 19, 35, 37, 39, 45, 47, 50, 51, 53, 55, 57, 59, 71, 77, 79, 81, 91, 95, 97, 103, 105, 107, 114, 115, 117, 120, 123, 125, 155, 159, 161

갑상선 기능 문제 완화 122

갑상선 기능 활성 94, 96

강한 옆구리 신장 자세 70, 82, 173

개구리 자세 36

갱년기 증상 완화 44

견상 자세 24, 30, 52, 104 150, 169~173, 175~177

경미한 불안 증상 해소 38

고무카아사나 118, 139

고양이 자세 26, 31

고양이—소 자세 26, 31

고혈압 시 금지 40, 44, 54, 56, 58, 60, 62, 70, 90, 92, 96, 98, 100, 126, 132, 156, 158, 160

고혈압 완화 74, 75, 114

골다공증 시 금지 72

골반 강화 106

골반 부상 시 금지 22, 42, 54, 104, 121

골반 스트레칭 72, 104, 117, 120, 121, 126, 134

골반 이완 22, 128

골반 확장 144

골반바닥근 탄력 개선 36

관절염 완화 115

궁둥구멍근(이상근) 19, 35, 37, 41, 43, 45, 49, 50, 51, 53, 59, 61, 63, 73, 75, 77, 79, 95, 97

궁둥신경통 완화 40, 52, 58

귀 염증 시 금지 158

균일한 호흡 12

균형 감각 향상 40, 42, 48, 50, 56, 60, 80, 106, 146, 148, 152, 154, 160

기도 자세 35, 40, 41, 148

기마 자세 54

긴모음근(장내전근) 18, 37, 39, 41, 45, 51, 55, 59, 77, 79, 87, 114, 116,

ㄴ

나디 14

나무 자세 40, 65, 173

나비 자세 116, 121, 138, 139, 172

나타라자아사나 106, 111

낙타 자세 98, 110

내부 장기 정화 46

내장의 독소 제거 132

냉각 호흡법(시탈리) 15

널판근(판상근) 17, 55, 127, 129

넓은 스쾃 자세 36

넓은등근(광배근) 17, 38, 39, 43, 45, 47, 49, 53, 57, 61, 71, 74, 77, 87, 89, 91, 95, 97, 99, 101, 103, 105, 107, 115, 119, 127, 129, 131, 133, 135, 137, 145, 147, 149, 151, 153, 157, 159, 161

넓적다리 근육 강화 48, 56, 72

넙다리곧은근(대퇴직근) 18, 35, 39, 41, 43, 45, 47, 50, 51, 53, 55, 57, 59, 63, 71, 77, 79, 81, 91, 93, 95, 97, 99, 103, 105, 107, 114, 115, 117, 120, 123, 125, 137, 151, 155, 159

넙다리근막긴장근(대퇴근막장근) 18, 39, 41, 43, 45

넙다리네갈래근 스트레칭 90

넙다리네모근(대퇴방형근) 19, 37, 41, 43, 45

넙다리두갈래근(대퇴이두근) 19, 37, 39, 47, 49, 50, 51, 53, 55, 57, 59, 61, 63, 71, 73~75, 77, 79, 81, 87, 89, 93, 95, 97, 99, 103, 105, 107, 115, 123, 125, 131, 137, 145, 151, 157, 159, 161

넙다리빗근(봉공근) 18, 35, 37, 39, 45, 47, 49 51, 53, 57, 59, 63, 71, 81, 91, 95, 105, 107, 114, 115, 117, 120, 125, 131, 159

노쪽손목굽힘근(요측수근굴근) 16, 50, 51, 97, 119

노쪽손목폄근(요측수근신근) 16, 51, 119, 145

뇌 진정 29, 114, 121

누운 영웅 자세 115, 138, 177

누워서 비트는 자세 128, 140, 173

ㄷ

다누라아사나 92, 109

다리 근육 강화 24, 50, 54, 58, 60, 62, 102, 154, 160

다리 넓게 벌리고 앉은 전굴 자세 78, 83, 172

다리 넓게 벌린 전굴 자세 76, 83

다리 스트레칭 58, 62

다리 뒤쪽 스트레칭 50

다리 아래쪽 스트레칭 36

다리 자세 94, 109, 172

단다아사나 23, 30, 74, 75, 120, 122, 126, 130, 132, 134, 144
독수리 자세 42, 65
돌고래 자세-물구나무 자세 160, 165
동일한 회전 12
두덩구(치골근) 18, 35, 41, 45, 49, 51, 55, 79, 87, 114~117, 120, 125,
　　135, 149, 153, 155
두덩정강근(박근) 18, 45, 49, 50, 51, 53, 57, 63, 77, 79, 81, 114, 117,
　　120, 131
두통 시 금지 34, 36, 39, 40, 44, 46, 48, 54, 62, 92, 96, 98, 100, 122,
　　158, 160
두통 완화 24, 74, 75, 156
뒤어깨세모근(후삼각근) 17, 61, 93, 101, 103, 119, 127, 147
뒤정강근(후경골근) 19, 37, 55, 61, 71, 107, 125, 151
등 근육 강화 56, 60
등 부상 시 금지 29, 70, 72, 75, 86, 88, 90, 92, 94, 96, 98, 100, 102, 104,
　　106, 132, 134, 136, 160
등 스트레칭 36
등 윗부분 스트레칭 42
등 통증 완화 38, 44, 58, 156
등세모근(승모근) 17, 43, 47, 53, 55, 57, 61, 71, 87, 89, 91, 97, 99, 101,
　　103, 125, 127, 131, 133, 135, 137, 145, 147, 149, 151, 153, 161

ㄹ
로우 런지 자세 52, 66, 169, 176

ㅁ
마르자리아사나 – 비틸라아사나 26, 31
마름근(능형근) 17, 61, 87, 93, 97, 101, 103, 119, 127, 131, 133, 135,
　　147, 149, 153
마리차아사나 III 132, 141, 172
마리치의 자세 III 132, 141, 172
마츠야아사나 100, 110, 174
막대 자세 23, 30, 74, 75, 120, 122, 126, 130, 132, 134, 144
말라아사나 36, 64, 146, 174
맹렬한 자세 39
머리에서 무릎 자세 74, 82, 172
머리에서 무릎 회전 자세 130, 141
메뚜기 자세 102, 111, 173
명상 준비를 위한 뇌 진정 114, 121
목 강화 100
목 관련 이상 44, 58, 94, 122, 156, 158
목 부상 시 금지 38, 72, 144, 160
목 스트레칭 26, 158
목갈비근(사각근) 16, 99, 101, 129, 145, 153
목말뼈도르래 61, 91
목빗근(흉쇄유돌근) 16, 99, 101, 123, 129, 135, 137, 145, 147, 153
무릎 강화 62, 80
무릎 부상 시 금지 22, 25~28, 42, 74, 80, 104, 114~117, 120, 121, 130
무릎 스트레칭 44, 62, 116, 120, 121
무릎 이완 114, 115

무릎 주변의 근육, 힘줄, 인대 스트레칭 52
물고기 자세 100, 110, 174
물구나무 자세 160, 161, 165, 176
뭇갈래근(다열근) 17, 43, 45, 47, 49, 53, 61, 77, 87, 89, 91, 93, 95, 97,
　　99, 119, 127, 131, 133, 135, 145, 149

ㅂ
바깥폐쇄근(외폐쇄근) 19, 37, 41, 43, 45, 49, 51, 53, 59, 61, 63, 75, 77,
　　79, 93, 95, 97
바다 호흡 12
바라드바자아사나 I 126, 140, 176
바라드바자의 틀기 자세 I 126, 140, 176
바람 빼기 자세 28, 31, 174
바로 선 자세 35
바시스타아사나 154, 164, 175
바카아사나 146, 162, 174
바퀴 자세 96
반 개구리 자세 90, 109
반 물고기의 왕 자세 134, 141, 175
반가시근(반극근) 17, 149
반달 자세 48, 66, 175
반막근(반막양근) 19, 37, 39, 49~51, 55, 61, 63, 74, 75, 77, 79, 125, 131,
　　137, 153
반연꽃 자세 120, 121, 139, 176
반힘줄근(반건양근) 19, 37, 39, 45, 47, 49~51, 55, 63, 71, 75, 77, 79, 81,
　　87, 89, 93, 97, 103, 107, 125, 131, 137, 153
발 잡고 서기 자세 50, 66
발가락굽힘근(지굴근) 18, 19, 35, 77, 114, 117, 120
발가락폄근(지신근) 18, 35, 51, 77, 91, 114, 117, 120
발라아사나 27, 31, 176
발목 강화 40, 42, 48, 50, 56, 58, 60, 62, 80, 106
발목 부상 시 금지 50, 80, 114, 115, 121
발목 스트레칭 27, 36, 42, 44, 56, 58, 62, 90, 120, 121
발바닥널힘줄 35
밧다 코나아사나 116, 121, 138, 172
배가로근(복횡근) 16, 35, 37, 38, 39, 41, 45, 49, 51, 53, 57, 59, 61, 63,
　　87, 89, 91, 95, 97, 99, 101, 103, 105, 107, 115, 117, 120, 121, 123,
　　125, 127, 131, 137, 145, 147, 149, 151, 153, 155, 157, 159, 161
배곧은근(복직근) 16, 35, 37, 38, 39, 41, 45, 47, 49, 51, 53, 57, 59, 61,
　　63, 74, 87, 89, 91, 95, 97, 99, 101, 103, 105, 107, 114, 116, 117,
　　120, 121, 123, 125, 129, 131, 133, 135, 137, 145, 147, 149, 151,
　　153, 155, 157, 159, 161
배바깥빗근(외복사근) 16, 35, 37~39, 41, 45, 47, 49, 51, 53, 57, 59, 61,
　　63, 74, 77, 87, 89, 91, 95, 97, 99, 101, 103, 105, 107, 114~116,
　　121, 123, 125, 127, 129, 131, 133, 135, 137, 145, 147, 149, 151,
　　155, 157, 159, 161
배설하는 하강 호흡 28
배속빗근(내복사근) 16, 35, 37, 38, 41, 47, 49, 51, 53, 57, 59, 61, 63, 87,
　　89, 101, 103, 105, 107, 114~116, 121, 123, 125, 127, 129, 131,
　　133, 135, 137, 145, 147, 149, 151, 155, 157, 159, 161
변비 해소 54

보트 자세 122, 139, 173
복근 강화 36, 48, 122, 136, 146, 148, 150, 152, 154, 160
복부 스트레칭 26, 38, 56, 86, 88, 90, 92, 98, 100, 102, 104, 106
복부 자극 62
복부 탄력 개선 60, 128, 146, 148, 150, 160
부리위팔근(오훼완근) 16, 43, 91, 97, 105, 147, 149
부장가아사나 88, 108
불면증 시 금지 34, 36, 39, 40, 46, 62
브륵샤아사나 40, 65, 173
비라바드라아사나 I 56, 67, 171, 173, 177
비라바드라아사나 II 58, 67, 175, 177
비라바드라아사나 III 60, 67, 177
비라아사나 114, 115, 138, 177
비슈누 무드라 14
비틸라아사나 26, 31

ㅅ
사마브르티 12
사마스티티 35, 40, 148
사바아사나 29, 31, 128, 173, 175, 177
사이드 플랭크 자세 154, 164, 175
사지 막대 자세 150, 163, 169~171, 177
사타구니 부상 시 금지 116, 117, 124
사타구니 스트레칭 36, 40, 44, 46, 48, 54, 58, 62, 74, 76, 78, 80, 106,
    116, 117, 124, 130
산 자세 34, 64, 169, 171, 172, 174
살라바아사나 102, 111, 173
살람바 사르방가아사나 158, 165, 174
살람바 시르샤아사나 160, 165, 176
삼각 자세 44, 65, 175
새끼발가락벌림근(소지외전근) 19, 35, 37
생리 중 금지 156
생리통 완화 116, 134
생명의 호흡 12
서서 한 다리 들고 전굴 자세 80, 83
선 반 전굴 자세 72, 82, 168, 169
선 자세 64, 66
선 전굴 자세 72, 82, 168, 170
선 전굴 자세–선 반 전굴 자세 72, 82, 168, 170
설사 시 금지 27, 44, 46, 48, 58, 74, 75, 126
세투 반다아사나 94, 109, 172
소 자세 26, 31
소머리 자세 118, 139
소화 불량 완화 38
소화 촉진 28, 44, 48, 58, 70, 74, 75, 92, 94, 96, 98, 102, 115, 120~122,
    126, 130, 132, 134, 136, 156, 158
속폐쇄근(내폐쇄근) 19, 37, 41, 43, 45, 49, 51, 53, 59, 61, 63, 75, 77, 79,
    95, 97
손가락굽힘근(지굴근) 16, 39, 51, 119
손가락폄근(지신근) 17, 39, 51, 93, 145, 147, 149, 155
손목 강화 86, 146, 148, 150

손목 부상 시 금지 86, 144, 148, 150, 152, 154
손을 올린 자세 38
송장 자세 29, 31, 173, 175, 177
수레 자세 96
수카아사나 22, 30, 176
숩타 비라아사나 115, 138, 177
스트레스 완화 22, 24, 26, 27, 39, 44, 48, 72, 75, 94, 96, 126, 156, 158
승리 호흡 12
시탈리 (호흡법) 15
심장 질환 52, 56
심한 두통 시 금지 54

ㅇ
아그니스탐바아사나 117, 118, 138, 174
아기 자세 27, 31, 176
아눌로마 빌로마 14
아도 무카 스바나아사나 24, 30, 52, 104, 150, 154, 169~173, 175~177
아래뒤톱니근 77
아래쌍둥이근(하쌍자근) 19, 37, 50, 51, 59, 63
아르다 마첸드라아사나 134, 141, 175
아르다 베카아사나 90, 109
아르다 웃타나아사나 72, 82, 168, 169
아르다 찬드라아사나 48, 66, 175
아르다 파드마아사나 120, 121, 139, 176
아쉬바 산차라나아사나 54
아스타바크라아사나 152, 163, 176
아즈나 차크라 14
아파나아사나 28, 31, 174
안자네야아사나 52, 66, 169, 176
안쪽넓은근(내측광근) 18, 35, 37, 39, 41, 47, 49, 50, 57, 59, 71, 77, 79,
    81, 93, 105, 107, 114, 115, 117, 120, 125, 155
안쪽어깨세모근(중간삼각근) 17, 43, 47, 53, 71, 89, 91, 95, 97, 99, 105,
    119, 127, 131, 133, 135, 137, 145, 153, 161
앉아서 다리 스트레칭 자세 130
앉은 자세와 비틀기 자세 138, 140
앉은 전굴 자세 75, 82
앞어깨세모근(전삼각근) 16, 93, 99, 101, 107, 131, 137, 145, 147, 153,
    155
앞정강근(전경골근) 18, 37, 39, 41, 51, 77, 91, 107, 115, 117, 120, 121,
    131, 153, 155
앞톱니근(전거근) 16, 35, 38, 39, 43, 45, 47, 49, 51, 57, 63, 87, 89, 91,
    97, 101, 103, 105, 107, 119, 125, 129, 147, 149, 153, 155, 159
어깨 강화 52, 90, 100
어깨 관련 이상 시 금지 128, 150, 152, 154
어깨 부상 시 금지 38, 54, 56, 90, 94, 118, 130
어깨 스트레칭 40, 58, 62, 88, 134
어깨 질환 시 금지 118
어깨 확장 46, 56
어깨밑근(견갑하근) 17, 43, 47, 53, 71, 89, 91, 99, 119, 131, 133, 135,
    137, 145, 151, 153, 157, 159
어깨서기 자세 158, 165, 174

어깨세모근 39, 51, 53, 57, 71, 89, 93, 101, 103, 107, 147, 149, 155, 161
어깨올림근(견갑거근) 17, 55, 99, 129, 145
어깨와 겨드랑이 스트레칭 38
어깨와 척추 스트레칭 25
어색한 자세 39
엄지발가락굽힘근(무지굴근) 19, 35, 55, 61, 77
엄지발가락모음근(무지내전근) 18, 35, 37, 77, 114, 117, 120
엄지발가락폄근(무지신근) 18, 35, 77, 91, 114, 117, 120
엄지벌림근 119
엉덩관절 굽힘근 강화 122
엉덩관절 굽힘근 스트레칭 56, 90, 92, 98, 102
엉덩관절 굽힘근 이완 115
엉덩관절 벌림근 탄력 개선 52
엉덩근(장골근) 18, 35, 39, 41, 49, 51, 53, 57, 79, 87, 114~117, 120, 123, 125, 135, 147, 149, 153, 155
엉덩이 근육 강화 48, 88, 94
엉덩이 부상 시 금지 104
엉덩이 스트레칭 27, 28, 46
엉덩정강근막띠(장경인대) 19, 55, 73, 74, 77, 79, 81, 129, 135
엉덩허리근(장요근) 18, 35, 39, 41, 49, 51, 53, 55, 57, 71, 73, 79, 87, 91, 93, 95, 99, 105, 107, 114~117, 120, 123 125, 127, 131, 135, 147, 149, 151, 153, 155
에너지 중심점 14
에너지 통로(나디) 14
에카 파다 라자카포타아사나 104, 111, 172
역으로 하는 기도 자세 70
연꽃 자세 100, 114, 121, 139, 176
영웅 자세 114, 138, 177
옆 까마귀 자세 148, 162
옆으로 몸을 뻗는 자세 62, 67, 177
우르드바 다누라아사나 96, 109, 174
우르드바 무카 스바나아사나 86, 108, 169~171
우르드바 프라사리타 에카 파다아사나 80, 83
우르드바 하스타아사나 38, 64, 168
우스트라아사나 98, 110
우자이 (호흡) 12
우파비스타 코나아사나 78, 83, 172
웃카타아사나 39, 64, 170, 173
웃타나 시쇼사나 25, 30
웃타나아사나 72, 82, 168, 170
웃타나아사나-아르다 웃타나아사나 72, 82, 168
웃티타 트리코나아사나 45
웃티타 파르스바코나아사나 62, 67, 177
웃티타 하스타 파당구쉬타아사나 50, 66
원숭이 자세 124, 140, 176
원엎침근(원회내근) 16, 39, 50, 51, 93, 119, 149
웜업과 쿨다운 30
위로 경배하기 자세 38, 64, 168
위를 향한 개 자세 86, 108, 169~171
위를 향한 플랭크 자세 144, 162
위를 향한 활 자세 96, 109, 174
위쌍둥이근(상쌍자근) 19, 37, 50, 51, 59, 63, 77, 93

위팔근(상완근) 17, 93, 123, 147, 149
위팔노근(상완요골근) 17, 39, 93, 101, 147, 149, 153
위팔두갈래근(상완이두근) 16, 38, 39, 63, 97, 101, 103, 119, 147, 149, 153
위팔세갈래근(상완삼두근) 17, 39, 43, 47, 63, 74, 87, 89, 91, 93, 95, 101, 103, 119, 123, 145, 147, 149, 151, 153, 157, 159, 161
유연성 향상 152
의자 자세 39, 64, 170, 173
임신 중 금지 27, 28, 146, 156

ㅈ

자누 시르샤아사나 74, 82, 172
자세 교정 23, 34, 60, 72, 86, 100
자쪽손목굽힘근(척측수근굴근) 16, 51, 119
작은가슴근(소흉근) 16, 87, 89, 91, 93, 99, 101, 105, 107, 119, 129, 145, 151, 155
작은원근(소원근) 17, 43, 47, 53, 71, 87, 89, 91, 97, 99, 101, 103, 119, 127, 131, 133, 135, 137, 145, 153, 161
장딴지근(비복근) 18, 19, 37, 39, 41, 55, 61, 71, 73, 74, 75, 77, 79, 81, 107, 114, 125, 131, 145, 151, 153, 155
장딴지빗근(족척근) 19, 55, 79
장작 자세 117, 118, 138, 174
쟁기 자세 156, 164, 174
저혈압 시 금지 34, 36, 39, 40, 44, 46, 48, 54, 62, 90, 92, 96, 98, 100, 106, 126, 132
전굴 자세 82
전사 I 자세 56, 67, 171, 173, 177
전사 II 자세 58, 62, 67, 175, 177
전사 III 자세 60, 67, 177
전신 이완 29
정뇌 호흡법 15
정신의 차크라 14
제3의 눈 14
종아리 근육 강화 40, 42
종아리 스트레칭 24, 42, 44, 48, 72, 80
종아리근(비골근) 18, 51, 77, 114, 117, 120
중간넓은근(중간광근) 18, 35, 37, 39, 43, 51, 53, 55, 57, 59, 77, 79, 81, 91, 95, 99, 105, 107, 114, 115, 117, 120, 123, 125, 153, 155, 159
중간볼기근(중둔근) 19, 37, 39, 41, 43, 45, 47, 49, 51, 55, 57, 59, 61, 63, 71, 73, 74, 77, 79, 81, 87, 89, 91, 93, 95, 97, 99, 103, 105, 107, 119, 125, 129, 131, 133, 135, 137, 145, 151, 157, 159, 161
지구력 향상 56, 58, 62
집중력 향상 42
짧은새끼굽힘근 119
짧은엄지모음근 119
짧은종아리근 37

ㅊ

차투랑가 단다아사나 150, 163, 169~171, 177
척주세움근(척주기립근) 17, 39, 43, 45, 47, 49, 53, 61, 71, 73, 75, 77, 79,

87, 89, 91, 93, 95, 97, 99, 101, 103, 119, 123, 125, 127, 129, 131, 133, 135, 137, 145, 153
척추 강화 22, 23, 40, 48, 72, 76, 78, 86, 88, 90, 92, 96, 98, 100, 102, 104, 106, 122, 132, 144, 160
척추 긴장 완화 128
척추 스트레칭 25~27, 44, 48, 62, 70, 72, 74~76, 94, 96, 104, 126, 130, 132, 134, 136
척추 윗부분 스트레칭 158
척추와 넓적다리 근육 강화 72
척추와 어깨 강화 90
척추와 엉덩이 근육 강화 88
체력 증진 62
춤의 신 자세 106, 111
춤의 왕 자세 106

ㅋ

카팔라바티 (호흡법) 15
코브라 자세 88, 108
콧구멍 교대 호흡법 14
쿰바카 (수행법) 12
큰가슴근(대흉근) 16, 63, 87, 89, 91, 93, 99, 101, 105, 107, 119, 129, 145, 147, 149, 151, 153, 155
큰모음근(대내전근) 19, 37, 41, 43, 45, 51, 53, 55, 57, 59, 61, 75, 77, 79, 81, 87, 89, 97, 116, 117, 131, 145, 153
큰볼기근(대둔근) 19, 37, 41, 43, 45, 47, 49~51, 55, 57, 59, 61, 63, 71, 73, 77, 79, 81, 87, 89, 91, 93, 95, 97, 99, 103, 105, 107, 125, 129, 133, 135, 137, 145, 151, 157, 159, 161
큰원근(대원근) 17, 38, 39, 43, 47, 53, 71, 74, 77, 87, 89, 91, 97, 99, 101, 103, 119, 127, 131, 133, 135, 137, 145, 147, 149, 151, 153, 161

ㅌ

타다아사나 34, 64, 170, 172, 174
테일러 자세 116
트리코나아사나 44, 65, 175

ㅍ

파드마아사나 121, 139, 176
파르스바 바카아사나 148, 162
파르스보타나아사나 70, 82, 173
파리브르타 웃카타아사나 136, 141, 174
파리브르타 자누 시르샤아사나 130, 141
파리브르타 트리코나아사나 46, 65, 175
파리푸르나 나바아사나 122, 139, 173
파스치마 나마스카 70
파스치모타나아사나 75, 82
팔 균형 자세와 역자세 162, 164
팔 근육 강화 24, 52, 54, 56, 86, 102, 144, 146, 148, 150, 152
팔 부상 시 금지 42, 54, 154
팔 탄력 개선 146, 148, 150

팔각 자세 152, 163, 176
팔꿈치 부상 시 금지 152
팔꿈치근(주근) 17, 93
편두통 시 금지 46
편안한 자세 22, 30, 176
평발 완화 39, 40
푸르보타나아사나 144, 162
프라나(생명의 원천) 12
프라나야마 (수행) 12~14
프라사리타 파도타나아사나 76, 83
플랭크 자세 150, 151, 154, 163, 169, 175, 176
플랭크 자세-사지 막대 자세 150, 163
피로 해소 38

ㅎ

하누만아사나 124, 140, 176
하이 런지 자세 54, 66, 172
하체 근력 강화 46, 70
한 다리 왕 비둘기 자세 104, 111, 172
할라아사나 156, 164, 174
햄스트링 강화 144
햄스트링 스트레칭 24, 39, 44, 46, 48, 70, 72, 74~76, 78, 122, 124, 130
허리 관련 이상 시 금지 76, 115
허리 부상 시 금지 23, 50, 74, 78, 80, 104, 106, 148, 150
허리 통증 시 금지 23, 50, 74, 78, 80, 104, 106, 122, 148, 150
허리네모근(요방형근) 17, 37, 41, 43, 47, 50, 51, 53, 59, 63, 71, 75, 77, 87, 89, 91, 97, 99, 105, 107, 129, 131, 133, 135, 137, 145, 153
허리와 엉덩이 스트레칭 28
허벅지 근육 강화 34, 40, 80, 94, 96, 106, 122, 136
허벅지 스트레칭 27, 40, 44, 80, 92, 98, 104, 106, 118, 120, 121
허벅지 안쪽 스트레칭 116
허벅지 이완 114, 115
현인의 자세 132
호흡기 관련 질환 완화 115
호흡의 멈춤 12
호흡의 불규칙함 12
호흡의 제거 12
화환 자세 36, 64, 146, 174
확장된 강아지 자세 25, 30
확장된 삼각 자세 45
활 자세 92, 109
회전 삼각 자세 46, 65, 175
회전 의자 자세 136, 141, 174
후두덮개 12

옮긴이 **이정민**

듀크대학교에서 음악학으로 박사 학위를 받았다. 현재 번역에이전시 엔터스코리아에서 전문 번역가로 활동하고 있으며 필라테스 자격증을 보유하고 있다. 옮긴 책으로는 《우먼즈헬스 필라테스 대백과》《숲 속에서: 수채 컬러링 북》 등이 있다.

요가 아나토미 교과서
정확한 동작과 호흡, 근육의 움직임을 보여주는 요가 아사나 해부학 도감

1판 1쇄 펴낸 날 2020년 10월 30일
1판 2쇄 펴낸 날 2021년 10월 25일

지은이 애비게일 엘즈워스
옮긴이 이정민

펴낸이 박윤태
펴낸곳 보누스
등 록 2001년 8월 17일 제313-2002-179호
주 소 서울시 마포구 동교로12안길 31 보누스 4층
전 화 02-333-3114
팩 스 02-3143-3254
이메일 bonus@bonusbook.co.kr

ISBN   978-89-6494-455-4 03510

• 책값은 뒤표지에 있습니다.

인체 의학 도감 시리즈

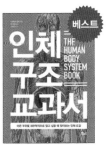

인체 구조 교과서
다케우치 슈지 지음
208면 | 15,800원

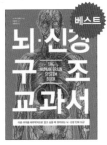

뇌·신경 구조 교과서
노가미 하루오 지음
200면 | 17,800원

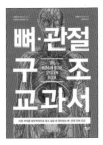

뼈·관절 구조 교과서
마쓰무라 다카히로 지음
204면 | 17,800원

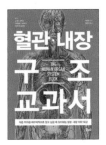

혈관·내장 구조 교과서
노가미 하루오 외 지음
220면 | 17,800원

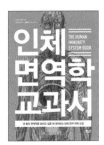

인체 면역학 교과서
스즈키 류지 지음
240면 | 17,800원

지적생활자를 위한 교과서 시리즈

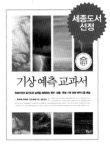

기상 예측 교과서
후루카와 다케히코 외 지음
272면 | 15,800원

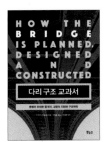

다리 구조 교과서
시오이 유키타케 지음
240면 | 13,800원

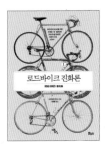

로드바이크 진화론
나카자와 다카시 지음
232면 | 15,800원

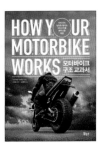

모터바이크 구조 교과서
이치카와 가쓰히코 지음
216면 | 13,800원

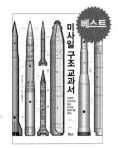

미사일 구조 교과서
가지 도시키 지음
96면 | 12,000원

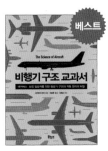

비행기 구조 교과서
나카무라 간지 지음
232면 | 13,800원

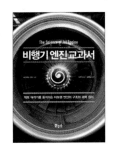

비행기 엔진 교과서
나카무라 간지 지음
232면 | 13,800원

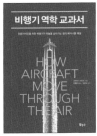

비행기 역학 교과서
고바야시 아키오 지음
256면 | 14,800원

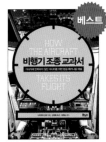

비행기 조종 교과서
나카무라 간지 지음
232면 | 13,800원

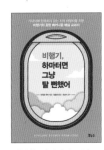

비행기, 하마터면 그냥 탈 뻔했어
아라완 위파 지음
256면 | 13,000원

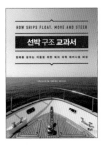

선박 구조 교과서
이케다 요시호 지음
224면 | 14,800원

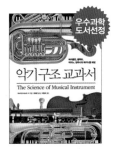

악기 구조 교과서
야나기다 마스조 외 지음
228면 | 15,800원

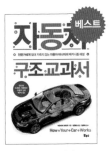

자동차 구조 교과서
아오야마 모토오 지음
224면 | 13,800원

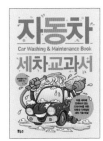

자동차 세차 교과서
성미당출판 지음
150면 | 12,800원

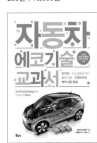

자동차 에코기술 교과서
다카네 히데유키 지음
200면 | 13,800원

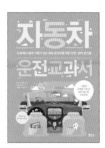

자동차 운전 교과서
가와사키 준코 지음
208면 | 13,800원

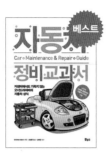

자동차 정비 교과서
와키모리 히로시 지음
216면 | 13,800원

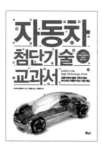

자동차 첨단기술 교과서
다카네 히데유키 지음
208면 | 13,800원

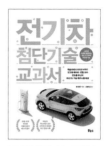

전기차 첨단기술 교과서
톰 덴튼 지음
384면 | 23,000원

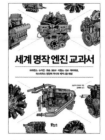

세계 명작 엔진 교과서
스즈키 다카시 지음
304면 | 18,900원

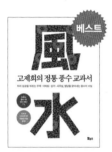

고제희의 정통 풍수 교과서
고제희 지음
416면 | 25,000원

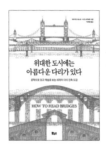

**위대한 도시에는
아름다운 다리가 있다**
에드워드 데니슨 외 지음
264면 | 17,500원

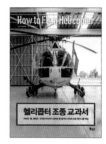

헬리콥터 조종 교과서
스즈키 히데오 지음
204면 | 15,800원

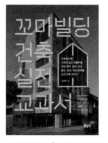

꼬마빌딩 건축 실전 교과서
김주창 지음
313면 | 22,000원

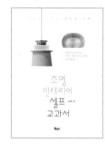

조명 인테리어 셀프 교과서
김은희 지음
232면 | 19,800원

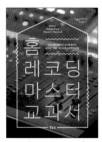

홈 레코딩 마스터 교과서
김현부 지음
450면 | 32,000원

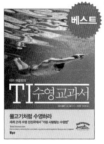

TI 수영 교과서
테리 래플린 지음
208면 | 13,800원

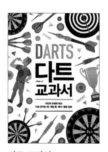

다트 교과서
이다원 지음
140면 | 14,800원

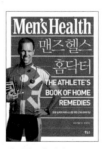

맨즈헬스 홈닥터
조던 D.메츨 지음
408면 | 12,000원

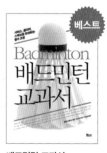

배드민턴 교과서
오호리 히토시 지음
168면 | 12,000원

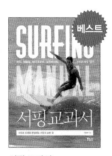

서핑 교과서
이승대 지음
210면 | 14,800원

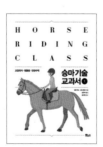

승마 기술 교과서 1
페리 우드 외 지음
80면 | 11,000원

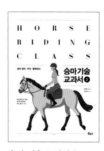

승마 기술 교과서 2
페리 우드 외 지음
80면 | 11,000원

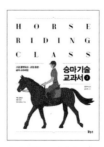

승마 기술 교과서 3
페리 우드 외 지음
80면 | 11,000원

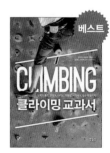

클라이밍 교과서
ROCK & SNOW 편집부 지음
144면 | 13,800원